# Soziale Verantwortung der pharmazeutischen Industrie aus Sicht der Öffentlichkeit und Investoren

## Dr. Christine Thor-McCarthy

„When spiderwebs unite, they can tie up the lion"

*Afrikanisches Sprichwort*

Titelbild (mit freundlicher Genehmigung von Celina McCarthy)

1

## Danksagung

An dieser Stelle danke ich meinem Doktorvater Professor Dr. Horst Skarabis für die motivierende, weitblickende und sorgfältige Betreuung bei der Vorbereitung, Recherche und Bewertung der Daten.

Meinem verständnisvollen Ehemann Michael McCarthy und meinen Kindern Julian, Jeremy und Celina bin ich dankbar für die Zeit, die sie mir gegeben haben und die Geduld, die sie für meine Arbeit aufgebracht haben. Beides hat mich bei der Erstellung dieser Veröffentlichung wesentlich unterstützt.

Herstellung und Verlag: Books on Demand GmbH, Norderstedt
ISBN 3-8334-2081-2

# Inhaltsverzeichnis

# 1. Einleitung

## 1.1. Ausgangssituation

Nach der Veröffentlichung des Berichtes „Die Grenzen des Wachstums" von Dennis Meadows im Jahr 1972, der Einrichtung der Weltkommission für Umwelt und Entwicklung (WCED), und der Durchführung der UN-Konferenz „Umwelt und Entwicklung" in Rio de Janeiro 1992 haben sich 1992 auch die EU und ihre Mitgliedstaaten dem Entwicklungsleitbild „Nachhaltige Entwicklung" verpflichtet. In Deutschland wurde das Prinzip der Nachhaltigkeit 1994 als Staatsziel im Grundgesetz verankert. Die Folgekonferenz Rio+10 in Johannisburg im Jahr 2002 bot das Forum, gesteckte Ziele und verabschiedete Verpflichtungen nach 10 Jahren zu überprüfen.

Innerhalb eines hochindustrialisierten Landes wie Deutschland sind die Annäherungsversuche an die Leitidee der Nachhaltigen Entwicklung in der Wirtschaft, bei Organisationen und bei den Bürgern verschieden. Dies führt zu Subinterpretationen des Begriffes Nachhaltige Entwicklung, die beispielsweise auf Kosten-Nutzen Bewertungen, Chancen-Risiken Betrachtungen oder politischen Motiven basieren oder als erwünschte Werte und Leitbilder funktionalisiert werden (1). Die verhaltene, schrittweise Annäherung steht im Kontrast zu den dramatischen Prognosen, wie sie beispielsweise in der Meadows-Studie „Die Grenzen des Wachstums", in den Analysen der „Global-Change-Forschung" oder in jüngster Zeit vom Umweltbundesamt veröffentlicht wurden: Der Meadows-Bericht sagt die Notwendigkeit einer Umweltrevolution voraus, die Veröffentlichung des Umweltbundesamtes prognostiziert, dass eine drastische Änderung unserer Produktions- und Konsummuster nötig ist (5).

Nach den letzten Umfragen zur Bekanntheit des Begriffes „Nachhaltigkeit" durch das Bundesumweltministerium in 2002 können in Deutschland beispielsweise nur 28 % mit dem Begriff „Nachhaltigkeit" etwas anfangen. Allerdings gibt es deutliche Präferenzen in der Erwartung gegenüber Politik und Wirtschaft bezüglich zahlreicher Teilaspekte (43), ohne diese zwangsläufig mit dem Leitbild einer Nachhaltigen Entwicklung in Verbindung zu bringen.

Eines haben aber die unterschiedlichen Interpretationen gemeinsam: Es geht um Verantwortung. Verantwortung lebt nicht nur davon, dass jemand sie aktiv übernimmt und wahrnimmt, sondern sie kann auch eingefordert werden. Eine entscheidende Größe ist dabei die Öffentlichkeit. Hier sind die „Unternehmens-Akteure" zunehmend in der Pflicht. Das gilt insbesondere für börsennotierte und multinational agierende Unternehmen. Für sie ist die nationale und internationale Öffentlichkeit die Instanz, vor der sie sich verantworten müssen und die diese Verantwortung auch einfordert (1). Dabei durchläuft der Begriff der Nachhaltigen Entwicklung neue, allerdings auch inhaltlich einschränkende Benennungen und Beschreibungen wie beispielsweise dem der „Gesellschaftlichen Unternehmensverantwortung (Corporate Social Responsibility)" mit besonderer Bedeutung der sozialen Verantwortung.

Hat man bei den ökologischen Kriterien schon einen Erfahrungs- und Diskussionsvorsprung von circa 20 Jahren, bedarf es bei der Definition der Kriterien zur sozialen Verantwortung noch eines ausgiebigen Reifungsprozesses, da die Bewertung unternehmerischen Handelns und damit eine sinnvolle, weil messbare Zielsetzung deutlich schwieriger erscheint. Darüber hinaus besteht insbesondere eine Herausforderung darin, branchenspezifische Kriterien zu bestimmen. Zudem sind sich Unternehmen unsicher, inwiefern sich ein hohes Engagement zu Gunsten sozialer Verantwortung auszahlt in bezug auf die eigene Wettbewerbs- und Zukunftsfähigkeit und inwiefern tatsächlich ein Wandel im Bewusstsein der Öffentlichkeit stattfindet. Damit richten sich viele Unternehmen im Meinungsmarkt und im Finanzmarkt bisher immer noch eher reaktiv danach aus, welche Inhalte und welches Verhalten seitens relevanter Anspruchsgruppen gefordert werden.

## 1.2. Vorgehensweise und Zielsetzung

Die vorliegende Arbeit untersucht das Kommunikationsverhalten und den Status der Sensibilisierung des Akteurs „pharmazeutische Unternehmen" und seiner Anspruchsgruppen „Investoren" und „Öffentlichkeit". Inhaltlich ist die Betrachtung auf die gesellschaftliche Dimension, und hier auf die soziale Verantwortung von Unternehmen gerichtet.

Die Arbeit ist in vier Teile aufgegliedert.

In einem theoretischen und normativen Diskurs werden verschiedene Interpretationen des Leitbildes der Nachhaltigen Entwicklung analysiert und deren Beziehung zur Motivation des Akteurs und der Anspruchsgruppen und zum Grad der Sensibilisierung gegenüber den Kriterien der sozialen Verantwortung aufgezeigt. Dabei wird der Bezug zu übergeordneten, globalen Definitionen einer nachhaltigen Entwicklung kritisch geprüft.

Im analytischen Diskurs wird die Kongruenz zwischen den erbrachten Informationen und Managementleistungen von Unternehmen und den geforderten Informationen und Managemententscheidungen seitens der Investoren und der Öffentlichkeit analysiert. Dies geschieht durch Auswertung von online-Informationsangeboten ausgewählter Unternehmen, durch Analyse des Informationsbedarfes und der Bewertungsmethoden der Investoren sowie durch Untersuchung der Erwartungshaltung der Öffentlichkeit. Die Inhalte entstanden auf Basis von Recherchen im Internet, in Primär- und Sekundärliteratur, durch persönliche Gespräche und intensiver beruflicher Erfahrungen im Laufe von vier Jahren. Die Analyse ermöglicht Aussagen über den derzeitigen Status einer reaktiv oder aktiv gestalteten Unternehmensstrategie bei der Umsetzung sozialer Verantwortung.

Im empirischen Teil werden auf Basis einer qualitativen Meinungsumfrage in drei Ländern (Deutschland, Italien und USA) mit mehr als 400 Ärzten, Apothekern, Analysten und Verbrauchern Aussagen zum Status der Sensibilisierung bei den befragten Anspruchsgruppen getroffen. Die Verdichtung der erhobenen Daten erfolgt mittels häufigkeitsanalytischer Statistik sowie Typenanalyse (Answer Tree).

Hieraus ergeben sich in der Schlussbetrachtung Handlungsorientierungen für die Umsetzung der sozialen Verantwortung von Unternehmen unter besonderer Betrachtung der pharmazeutischen Industrie.

## 2. Bedeutung der sozialen Verantwortung von Unternehmen als eine Facette der gesellschaftlichen Verantwortung
## Theoretischer und normativer Diskurs

### 2.1. Chronologie der Schlüsselereignisse

In der öffentlichen Diskussion spielte der Umweltschutz vor Ende der 60er Jahre keine Rolle. Aus internationaler Perspektive können das „Europäische Naturschutzjahr" 1970 und die UN-Konferenz „Über die menschliche Umwelt" 1972 in Stockholm als Geburtsstunde des modernen Umweltschutzes angesehen werden. Diese Umweltkonferenz der Vereinten Nationen führte in der Vorbereitungsphase in verschiedenen Industriestaaten (u.a. in Deutschland) zu den ersten nationalen Umweltprogrammen. Auf internationaler Ebene wurde das UNEP (United Nations Environmental Program) mit Sitz in Nairobi eingerichtet.

Eine wirklich breite Resonanz fand das Thema Umweltschutz erstmalig mit den Diskussionen um die Kritik an der wachstumsorientierten Wirtschaft. Auslöser war die Veröffentlichung „Die Grenzen des Wachstums" von Dennis Meadows im Jahr 1972, die vom „Club of Rome" finanziert worden war (4).

Der nächste Meilenstein auf dem Weg zu einer Nachhaltigen Entwicklung war die Konferenz von Nairobi im Jahr 1982, auf der die Einrichtung der Weltkommission für Umwelt und Entwicklung (WCED) beschlossen wurde (2).

Im Jahre 1987 veröffentlichte die WCED unter dem Vorsitz der ehemaligen norwegischen Ministerpräsidentin Gro Harlem Brundtland ihren Bericht „Unsere gemeinsame Zukunft". In dem Bericht sind die globalen Umwelt- und Entwicklungsprobleme der Erde analysiert und Lösungsvorschläge unterbreitet worden, wie die Lebensgrundlagen des Planeten erhalten werden können und eine dauerhafte Existenz der Menschheit ermöglicht werden kann. In allen Staaten der Welt setzt sich die Erkenntnis durch, dass eine langfristige und dauerhafte Verbesserung der Lebensverhältnisse für eine wachsende Weltbevölkerung nur möglich ist, wenn sie die Bewahrung der natürlichen Lebensgrundlagen mit einschließt. Dieser Entwicklung hat die Weltgemeinschaft Rechnung getragen, indem sie sich auf der UN-Konferenz „Um-

welt und Entwicklung" in Rio de Janeiro 1992 auf ein gemeinsames Entwicklungsleitbild „Nachhaltige Entwicklung" einigte.

Neben den beiden völkerrechtlich verbindlichen Konventionen,
dem Klimarahmenabkommen und dem Abkommen zum Schutz
der biologischen Vielfalt, sowie der völkerrechtlich nicht binden-
den Rio-Deklaration und der Waldgrundsatzerklärung, wird die
Agenda 21 als das wichtigste Dokument der Rio-Konferenz gesehen. Sie beschreibt ein weltweites Aktionsprogramm mit detail-
lierten Handlungsaufträgen zur Armutsbekämpfung, Bevölke-
rungspolitik, zu Handel und Umwelt, zur Abfall-, Chemikalien-,
Klima-, und Energiepolitik, zur Landwirtschaftspolitik, sowie zu
finanzieller und technologischer Zusammenarbeit der Industrie-
und Entwicklungsländer (3). Die EU verpflichtete sich 1992 die
Beschlüsse der Rio-Konferenz umzusetzen. In Deutschland wurde das Prinzip der Nachhaltigkeit 1994 als Staatsziel im Grundgesetz verankert.

Dabei sind die Grundprinzipien einer integrierenden Betrachtungsweise, sowie einer inter- und intragenerativen und internationalen Gerechtigkeit für jede Regierung, für jeden Einzelnen
und für jede agierende Einheit in einem gesellschaftlichen Sys-
tem relevant. Im Hinblick auf die drei Dimensionen der Nachhaltigen Entwicklung Ökonomie, Ökologie und Gesellschaft können
die inhaltlichen Schwerpunkte von Erwartungen und Zielsetzun-
gen je nach Entwicklungsstand und soziokulturellen Rahmenbedingungen eines Landes sehr unterschiedlich sein.


## 2.2.   Transfer des Begriffes „Sustainable Development" in die deutsche Sprache

Der Begriff „Sustainable Development" wird im Deutschen nur
unzureichend mit „Nachhaltiger Entwicklung" übersetzt, obgleich
die korrekte Übersetzung aus dem Englischen/Lateinischen ei-
gentlich „dauerhaft durchhaltbare" oder „dauerhaft aufrech-
terhaltbare" Entwicklung lauten müsste[1]. Der Sachverständigen-
rat für Umweltfragen hat sich dafür eingesetzt, die Übersetzung
„dauerhaft umweltgerechte Entwicklung" zu verwenden, da er die
eigentliche Bedeutung des Begriffes so am besten abgebildet

---

[1] Das englische Verb „sustain" enthält das lateinische Wort „sustinere", Deutsch:
aufrechterhalten.

sieht. In der Literatur werden auch die Begriffe „dauerhafte",
„zukunftsfähige" oder „nachhaltig zukunftsverträgliche" Entwicklung verwendet (6); sie werden in dieser Arbeit als Synonyme be-
nutzt und mit dem Begriff Nachhaltige Entwicklung stellvertre-
tend beschrieben.

## 2.3. Nachhaltige Entwicklung: Rhetorischer Schachzug oder Leitbild?

Die Brundtland-Kommission der Vereinten Nationen beschrieb
1987 in ihrem Bericht „Unsere gemeinsame Zukunft" Nachhaltige Entwicklung als Entwicklung, „die den Bedürfnissen der heutigen Generation entspricht, ohne die Möglichkeiten künftiger
Generationen zu gefährden, ihre eigenen Bedürfnisse zu befriedi-
gen und ihren Lebensstil zu wählen." Seit der Proklamation dieses Konzeptes sind 15 Jahre vergangen. *Dass die Idee der nachhaltigen Entwicklung noch kein präzises Handlungskonzept darstellt, ist erst einmal kein Nachteil. Gerade ihre Unbestimmtheit,
die Möglichkeit, sie in verschiedene Richtungen auszudeuten, verschafft ihr breite soziale Anschlussfähigkeit. Internationale Doku-
mente sind üblicherweise das Ergebnis zäher Verhandlungen. Es
ist deshalb auch nicht verwunderlich, dass die Art und Weise, wie
Sustainable Development beschrieben wird, Inkonsistenzen und
Widersprüche enthält: Die Spannung zwischen ökologischen und
entwicklungspolitischen Diskussionssträngen, zwischen „nördli-
chen" und „südlichen" Problemperspektiven, zwischen Ökonomie
und Ökologie, zwischen Verteidigern und Kritikern des bestehen-
den Weltwirtschaftssystems* (7). Sachs spricht in diesem Zusammenhang von der Maximierung der Zustimmungsfähigkeit
auf Kosten der Eindeutigkeit, erkennt aber an, dass durch diesen Kompromiss die Gegner der 70er und 80er Jahre wieder auf
ein gemeinsames Spielfeld gezwungen wurden (8).

Brandt sieht weiterführend, dass das Konzept der nachhaltigen
Entwicklung auch eine neue Sichtweise von Problemen er-
schließt und eine neue Handlungsethik postuliert. Zumindest in
den westlichen Industrieländern nehme das Konzept zunehmend
den Charakter eines neuen, integrierenden Leitbildes an. *„Es
(dieses Leitbild) beginnt die gesellschaftspolitische Debatte um
angemessene Antworten auf die Krise der industriellen Moderne
umzustrukturieren. Das geschieht in sehr unterschiedlichen nationalen Formen. ... Generell findet die Debatte erst langsam ihren*

*Weg aus dem umweltpolitischen Feld in wirtschaftliche, arbeits-*
*uns sozialpolitische Bereiche, in denen um die zukünftige Gestalt*
*gesellschaftlicher Entwicklung gerungen wird "(7).*

Insbesondere das Umweltthema erfährt einen Konjunkturauf-
schwung, nachdem es seit Beginn der 90er Jahre, unter den Be-
dingungen schwerer ökonomischer Krisenerscheinungen, Arbeitslosigkeit und Finanznot immer mehr zurückgedrängt worden war (9). Die Nutzung zunehmend knapper, teilweise endli-
cher und geographisch ungleich verteilter Ressourcen sowie der
steigende Belastungsgrad der Biosphäre lässt internationale, ö-
kologische Konflikte vorhersehen, wenn nicht schon entstehen.
Massenkonsum und Individualisierung als soziale Errungen-
schaften der modernen, wachstumsintensiven Industriegesellschaft machen vor dem Hintergrund einer notwendigen, ökologisch orientierten Erneuerung die zwei Seiten einer Medaille
deutlich (9).

Nach Bruckheimer besteht der entscheidende Unterschied zu
den Umweltproblemen, die in den 70er Jahren diskutiert wurden
darin, dass sie nicht mehr ohne Mitarbeit der Länder des Südens
zu lösen sind und globales Handeln erzwingen (10).

Auch die Zweifel an der Einlösbarkeit der sozialen Versprechen
moderner Industriegesellschaften, an dem gesellschaftlichen Ver-
teilungspakt und dem zugrundeliegenden Wachstumsparadigma
haben sich seit Beginn der 90er Jahre verstärkt (9). Für Warsewa signalisieren die Auseinandersetzungen um angemessene
und sinnvolle Konkretisierung und Umsetzung des „Brundtland-
Konzeptes", dass sich die kulturellen Grundlagen der modernen
Industriegesellschaft in einem gravierenden Wandel befinden.
*„Zum ersten Mal in der (noch kurzen) Geschichte des modernen*
*ökologischen Diskurses scheint keine der gesellschaftlichen Inte-*
*ressengruppen sich dem entziehen zu können... Selbstverständlich*
*versucht jede Gruppe, den Preis möglichst gering zu halten, den*
*sie selbst auf diesem Weg zu zahlen hätte." (9)*

## 2.4. Nachhaltige Entwicklung – Gesellschaftliche und soziale Verantwortung

Nach Wehling beschreibt Nachhaltige Entwicklung eine hochenergetische Konstellation von prozessualer Dynamik (Entwicklung) und der Stabilität bestimmter Zustände oder Funktionen (Dauerhaftigkeit). Er zieht die Schlussfolgerung, dass die Soziologie für diese Konstellation aus gesellschaftlicher und ökologischer Veränderung bisher noch keine Begrifflichkeit besitzt (11). Comte zitierend wählt Wehling die Beschreibung der Dichotomie von Statik und Dynamik, die Comte in die Soziologie eingeführt hat und die die Soziologie bis heute prägt. In allen Umformulierungen und Modifikationen der Dichotomie ist erhalten geblieben, dass mit ihr ein innergesellschaftliches Spannungs- und Konfliktverhältnis bezeichnet wird (z. B. soziale Differenzierung versus Integration). Jedoch wurde die Dichotomie kaum auf das Verhältnis der Gesellschaft zur Natur bezogen und seine Verschränkung damit erkannt.

Wehling schlägt daher das Konzept einer „Transformation gesellschaftlicher Naturverhältnisse" vor. Darunter versteht er die Formen und Praktiken, in und mit denen Gesellschaften in unterschiedlichen Handlungsbereichen (Arbeit, Ernährung etc.) ihr Verhältnis zur (äußeren wie inneren) Natur regulieren. Dabei kann eine symbolische (z.b. kulturell-religiöser Rahmen) und eine materielle (Erzeugung eines Produktes) Dimension unterschieden werden (11). Das Konzept ermöglicht die produktive Vernetzung der verschiedenen Zugänge aus Soziologie und Ökologie. Dies ähnelt sehr stark dem Verständnis über die Zusammengehörigkeit von Mensch und Natur, wie es beispielsweise auch schon vor Jahrhunderten von den indischen Weisen der Atharva Veda besungen wurde: „What of thee I dig out, let that quickliy grow over. Let me not hit thy vitals, or thy heart." (51)

Es wird deutlich, dass gesellschaftliche Prozesse eine essentielle Rolle spielen, wenn es um die Analyse oder Konzeptionierung von Veränderungsprozessen, Zielen und Handlungsansätzen geht, die Nachhaltige Entwicklung fördern sollen. Wehling kritisiert allerdings, dass Zielvorgaben zumeist entweder naturwissenschaftlich-technisch begründet oder abstrakt moralisierend formuliert werden, und in der Regel ohne Bezug sind zu den Handlungsmöglichkeiten und Interessenlagen der Akteure und zu den gesellschaftlichen Umsetzungsbedingungen. Eine der

zentralen Fragestellungen lautet daher: Wie beeinflussen individuelle Entscheidungen und Verhaltensweisen gesellschaftliche
und damit auch wirtschaftliche Strukturen und umgekehrt?

Für die Verknüpfung gesellschaftlicher Prozesse mit dem Begriff
Verantwortung liegen zwei Erklärungen auf der Hand: Zum einen
ist in dem Konzept der Brundtland-Kommission eine Verantwortung gegenüber der nächsten Generation impliziert. Zum anderen trägt die Begriffsverknüpfung der normenbildenden Wirkung
eines jungen Leitbildes Rechnung. Nach Warsewa ist dies beispielsweise daran zu erkennen, dass die Einsicht in persönliche
Verantwortlichkeiten für die Entstehung und Beseitigung von
ökologischen Risiken zu einer nahezu allgemeinen Bewusstseins-
lage geworden ist, die in unterschiedlichen sozialen Lagen,
Gruppen und Milieus auf jeweils eigene Art und Weise aufge-
nommen und weiterverarbeitet wird. Gesellschaftliche Verantwortung wird daher im Rahmen der Dissertation verwendet als
die Verantwortung, gesellschaftliche Prozesse mitzugestalten und
zu verändern im Dienste einer nachhaltigen Entwicklung.

Die Handlungen eines Unternehmens haben dabei die wesentli-
che Eigenschaft, immer auch mit dem gesellschaftlichen Umfeld,
der sozialen Welt in Beziehung zu stehen. Unternehmerische
Handlungen orientieren sich immer an den für das Unternehmen
relevanten Bezugsgruppen wie zum Beispiel Kapitalgeber, Mitarbeiter, Vertragspartner, Kunden und Nachbarn, also Teilgruppie-
rungen der Gesellschaft. Darin zeigt sich die soziale Dimension
eines Unternehmens, und darin liegt begründet, dass man von
der sozialen Verantwortung eines Unternehmens sprechen kann.
Das Bestehen eines Unternehmens ist somit direkt verknüpft mit
dem Leben in einer oder mehreren Gesellschaften (18).

## 2.5. Verschiedene Interpretationen von nachhaltiger Entwicklung

### 2.5.1. Prinzipielle Betrachtung als Basis aller Interpretationen

Nachhaltige Entwicklung umfasst drei Dimensionen, die in bran-
chen-, system- und kulturspezifischen Ausprägungen im nationalen wie internationalen Gebrauch beständig anzutreffen sind:
Ökonomie, Ökologie und Gesellschaft.

Die prinzipielle Herausforderung besteht darin, zu bewältigende Aufgaben durch Integration der drei Dimensionen zu lösen. Dabei gilt es, sowohl die jetzigen (intragenerativ) und zukünftige Generationen (intergenerativ) zu berücksichtigen als auch im Sinne einer internationalen Gerechtigkeit zu agieren. Der dabei zugrundegelegte Zeithorizont ist erst einmal nicht begrenzt, was zur Frage berechtigt, ob nicht auch die zeitliche Reichweite in der Nachhaltigkeitsdebatte benannt werden müsste (12).

Im folgenden sollen vier Interpretationen näher dargestellt werden, die es ermöglichen, die für die Promotionsarbeit ausgewählten Anspruchsgruppen aus einem zusätzlichen Blickwinkel zu typisieren.

## 2.5.2. Wettkampf-, Astronauten- und Heimatperspektive

Nach den Ausführungen von Sachs (13) gibt es auf der einen Seite jene gesellschaftlichen Akteure und Anspruchsgruppen, die an dem „unendlichen" Fortbestehen der Wachstumszivilisation festhalten und auch tolerieren, wenn dies auf die stark industrialisierten und schon jetzt wohlhabenden Länder beschränkt bleibt. Auf der anderen Seite gibt es solche Akteure und Anspruchsgruppen, die von der Endlichkeit einer wachstumsbasierten Entwicklung ausgehen, was mehr Raum für Gerechtigkeit weltweit schaffen wird. Innerhalb dieser beiden Pole beschreibt Sachs drei Grundorientierungen, die sich in ihrer Bewertung von „Entwicklung" und in der Art, wie Gerechtigkeit auf Ökologie bezogen wird, unterscheiden.

### Wettkampfperspektive

Diese Perspektive ordnet Sachs den Akteuren aus Wirtschaft und Politik zu.

Wettbewerbsfähigkeit ist für diese Akteure ein lebenswichtiger Faktor. Es kommt darauf an, Spitzenpositionen auf dem Weltmarkt zu erlangen oder zu verteidigen und in Schwellenländern potentielle Märkte zu erschließen. Unter diesem Wettbewerbsdruck werden Aufmerksamkeit und Kapital auf die Konkurrenz unter den „reichen" Akteuren konzentriert. Die Gerechtigkeitsansprüche der „Ärmeren" wird nicht verfolgt. Die Lebensdauer der Wachstumsgesellschaft wird in „überschaubarer Zukunft" durch eine ökologische Modernisierung des Wirtschaftsapparates im Sinne einer Effizienzsteigerung aufrecht-erhalten. Entwicklungschancen bleiben auf die Mittelklasse beschränkt.

Nachhaltige Entwicklung wird als Schutz der Ertragskraft natürlicher Ressourcen verstanden[2]. Der Naturschutz tritt in den Dienst der Entwicklungsfähigkeit. Sachs spricht auch von „Dienstleistungen" der Natur. Somit stehen Naturleistungen neben Menschenleistungen. Natur wird zu einem Anlagekapital und bildet zusammen mit dem Humankapital und dem Maschinen-/Produktkapital den Kapitalstock für eine kontinuierliche Wertschöpfung. Diesem Verständnis liegt die Annahme zugrunde, dass natürliches und produziertes Kapital gegenseitig austauschbar ist (12).

Absolute Grenzen für den Naturverbrauch und damit Grenzen für das wirtschaftliche Wachstum gibt es in dieser Perspektive nicht, sondern ein ausgeprägtes Vertrauen in den technischen Fortschritt. „Öko-Effizienz" als Schlüsselstrategie erzeugt die notwendige Innovationskraft. Der Ressourcenverbrauch und damit die Produktionskosten werden vermindert. Investitionsgütermärkte für Umweltschutztechnologien werden geschaffen. Selbstverpflichtungen zur Umsetzung einer öko-effizienten wirtschaftlichen Prosperität werden politischen Regulierungen vorgezogen.

Akteure mit Wettkampfperspektive haben das Ziel, die Veränderungslast ihrer hochindustrialisierten Welt zu minimieren und möglichst viele Anpassungsleistungen von den weniger industrialisierten Akteuren zu erwarten. Dabei spielt beispielsweise die Eindämmung der Bevölkerungsentwicklung eine herausragende Rolle, weil nach Sachs die „Wettkampf-Akteure" hier selbst am wenigsten gefordert sind, eigenes Handeln zu ändern. Sachs postuliert sogar, dass generell in dieser Perspektive die Tendenz besteht, nur solche Umweltprobleme zu definieren, für welche die industrialisierte Welt Lösungen anbieten kann. Den wenig industrialisierten Ländern wird dann die Empfängerrolle zugewiesen. Dabei kritisiert er auch die Aufteilung in der Agenda 21 (14), in der die Welt in Defizitländer und Hochleistungsländer unter-

---

[2] Diese Konzeption von Naturschutz als rationaler Bewirtschaftung erneuerbarer Ressourcen geht zurück auf die deutsche Forstwirtschaft des 16. Jahrhunderts, zu einer Zeit, als aufgrund des starken Bevölkerungswachstums viele Fürsten Verordnungen zum Schutz der Wälder gegen Überrodung erließen.

teil wird, was ebenfalls impliziert, dass der Transfer von Kapital, Technologie und Kompetenz immer in eine Richtung läuft: von Hochleistungsländern in Richtung Defizitländern.

## Die Astronautenperspektive

Insbesondere Umweltverbände agieren aus dieser Perspektive heraus. Politiker bedienen sich zunehmend der Inhalte. Eine spezialisierte Gemeinschaft international vernetzter Wissenschaftler untermauert das Denken in „planetarischen Kategorien".

Die Welt und mit ihr die Erde wird als bio-physischer Komplex verstanden, der unabhängig und erhaben ist über Staaten, Kulturen und menschliche Bedürfnisse. Während Ökologen sich vor fünfundzwanzig Jahren noch vorwiegend

um einzelne, isolierte Naturräume gekümmert hatten, haben sie in den 80er Jahren zunehmend die Biosphäre als das allumfassende Ökosystem entdeckt.

Eine neue Generation von Instrumenten und Apparaturen schuf die Möglichkeit, globale Prozesse messtechnisch zu erfassen: Satelliten, Sensoren und Computer stellten die Mittel zur Verfügung, die Biosphäre als Objekt zu vermessen und in Modellen und Simulationen darzustellen.

Nachhaltigkeit wird zunehmend als Ruf nach globalem Management verstanden. Sachs zitiert aus der Agenda 21 die Notwendigkeit, die Tragekapazität des Planeten Erde und seine Widerstandsfähigkeit unter den verschiedenartigen Belastungen durch die Tätigkeit des Menschen exakter zu bestimmen. Nicht Wohlstand und Wachstum stehen im Mittelpunkt, sondern Frühwarnsysteme und Katastrophenvermeidung.

Akteure und Anspruchsgruppen der Astronauten-Perspektive sehen hochindustrialisierte Zivilisationen in einer „globalen Verantwortung", da die ökologischen Konsequenzen global streuen und aufgrund des hohen Vernetzungsgrades auch nur global, d.h. im Weltmaßstab, angegangen werden können. Hier liegt wohl nach Sachs der stärkste Unterschied zur Wettkampfperspektive.

Ein gewisser sozialer und politischer Ausgleich mit den „industrialisierten Ländern des Südens" spielt ebenso eine Rolle wie der Ruf nach einem globalen Ordnungsrahmen („Global Governance")[3].

## Die Heimatperspektive

Vertreter dieser Perspektive sind häufig kleinere Nichtregierungs-Organisationen, sozial engagierte Gruppierungen und Intellektuelle, die sich von wachstumsorientierten Gesellschafts- und Wirtschaftsformen abgewendet haben. Allerdings unterscheidet Sachs zwischen Akteuren der wenig oder nicht industrialisierten Länder und der hochindustrialisierten Länder. Allen Vertretern dieser Perspektive gemeinsam ist die Forderung an die hochindustrialisierten Länder, sich zu reduzieren bei der Nutzung von Naturressourcen anderer Völker und des Umweltraumes, denn ihr „ökologischer Fußabdruck" ist unverhältnismäßig größer als ihre eigenen Territorien.

In dieser Perspektive liegt der Schwerpunkt bei den Lebensverhältnissen vor Ort. „Entwicklung" darf weder bedeuten, dass lokale Gemeinschaften in wenig industrialisierten Ländern an den Rand gedrängt werden noch, dass der Wohlfahrtsgedanke in hochindustrialisierten Ländern untergraben wird. International unterstützen Akteure und Anspruchsgruppen dieser Perspektive den Aspekt der intra- und intergenerativen Gerechtigkeit des Nachhaltigkeitsgedankens. Im Hintergrund steht dabei generell die Frage, um wessen und um welche Bedürfnisse es bei der Nachhaltigen Entwicklung geht. Durning formuliert dies in seiner Veröffentlichung mit den Worten: Wieviel ist genug? (15).

Wo Dorfgemeinschaften ihren Lebensunterhalt auf allgemein zugängliche, erneuerbare Naturressourcen stützen, stellt die Wachstumsökonomie oft eine Gefahr für die Natur wie für die Gerechtigkeit dar. Daher bedeutet für viele Dorfgemeinschaften Nachhaltigkeit nichts anderes als Widerstand gegen Entwicklung, resümiert Sachs aus verschiedenen Veröffentlichungen. Die Suche nachhaltiger Lebensverhältnisse mündet dann in die Suche nach dezentralen, nicht akkumulationszentrierten Gesellschaftsformen.

---

[3] zum Beispiel Group of Lisbon 1995

Angesichts der globalen Auswirkungen hochindustrialisierter Gesellschaften geht es in dieser Perspektive um den Rückbau der übermäßigen Inanspruchnahme, nicht um die Ausweitung der Verantwortung auf die ganze Welt. In dieser Hinsicht setzt sich die Heimatperspektive ab, sowohl von der Wettkampf- als auch von der Astronautenperspektive. In den Mittelpunkt rückt das Prinzip der guten Nachbarschaft, sozusagen eine Reform der Heimat aus kosmopolitischem Geist.

Unter Ökologie wird in dieser Perspektive nicht nur Ressourceneffizienz verstanden. Rationalisierungserfolge helfen allenfalls Zeit zu gewinnen, sind aber langfristig nur in einer wachstumsdezenten Gesellschaft wirksam. Es kommt darauf an, das absolute physische Verbrauchsvolumen einer Wirtschaft zu reduzieren: Nicht nur Effizienz sondern auch Suffizienz sind die entscheidenden Lösungsstrategien für die Zukunft. Gestützt wird diese Auffassung von Anzeichen, dass in den Industrieländern das Wachstum des Bruttosozialproduktes nicht mehr mit dem Wachstum der Wohlfahrt einhergeht (16), legen diese Anzeichen doch nahe, dass eine Schrumpfung der Produktionsleistung keineswegs zu einer Einbuße an Wohlstand führen muss.

Stärkung der Regionalwirtschaft, intelligente Dienstleistungen, die keinen Abfall verursachen, selektiver Konsum mit geringeren Warenmengen, das sind die Wegmarken für die Wende zu einer zukunftsfähigen Gesellschaft aus dem Blickwinkel der Heimatperspektive. Sachs hinterfragt allerdings kritisch, inwieweit die der Heimatperspektive implizite Selbstbeschränkung vereinbar ist mit anderen Privilegien der hochindustrialisierten Gesellschaften wie das Recht auf individuelle Freiheit oder die Akkumulation von Macht.

Ob die beschriebenen Perspektiven verstärkt in der einen oder anderen Anspruchsgruppe zum Ausdruck kommen, die in dieser Arbeit behandelt werden, wird in einem späteren Abschnitt diskutiert.

## 2.5.3. Globaler Wandel des Systems Erde

In einigen Punkten der „Astronauten-Perspektive" verwandt, in bestimmten Kernaussagen zur Bedeutung des Nachhaltigkeitsdiskurses allerdings ganz unterschiedlich beschreibt Reusswig Nachhaltige Entwicklung als „Global Change" (17). Die Global-Change-Forschung befasst sich mit einer vielfältigen Anzahl von anthropogen induzierten Veränderungen von Leitparametern des Systems Erde sowie von Verschiebungen seiner großräumigen Strukturen und Muster. Erst durch die gemeinsame Betrachtung der ökologischen und sozialen Dimension ist es möglich, die vielfältigen Rückkopplungen und Wechselwirkungen zwischen natürlichen und zivilisatorischen Faktoren und Prozessen annäherungsweise zu erfassen. Verschiedene wissenschaftliche Gruppierungen[4] verfolgen hierzu das sogenannte Syndrom-Konzept: analog zur Medizin, wo aufgrund mehrerer, korrelierender Symptome eine Krankheit diagnostiziert werden kann, beschreibt das Syndrom-Konzept eine ganze Reihe von „Krankheitsbildern" (Syndromen) des Systems Erde.

Hierzu werden die „Krankheitssymptome" betrachtet, die sogenannten Trends des Globalen Wandels: beispielsweise der Rückgang der Biodiversität, die Globalisierung der Märkte oder die Zunahme ethnischer Konflikte. Dabei wird nur eine Selektion bestimmter Interaktionen beschrieben: nämlich solcher, die den Wandel des Erdsystems negativ beeinflussen, also potenziell in die Katastrophe führen. Soweit beschreibt diesen Ansatz auch Sachs in seiner „Astronautenperspektive".

Reusswig plädiert zwar für eine Forschung, die sich an den „funktionalen Mustern" orientiert, so wie es das Syndrom-Konzept vorsieht . Er ist jedoch kein Fürsprecher einer globalen Steuerungsinstanz, abgesehen davon, dass er die Entstehung einer solchen für nicht wahrscheinlich hält. Er begründet seine Einschätzung damit, dass internationale Gremien wie die United Nations Organization (UNO) weit davon entfernt sind, ein funktionales Äquivalent für die Überkomplexität des Globalen Wandels

---

[4] Wissenschaftlicher Beirat der Bundesregierung Globale Umweltveränderungen (WBGU) (1993,1994); Potsdam-Institut für Klimafolgenforschung (PIK) (1997)

zu bilden. Zudem sind nach Reusswig Programme und Projekte der Beteiligten nicht homogen und häufig gegensätzlich. Er sieht in den weltweit präsenten Akteuren, den sogenannten „Global Playern" wie Unternehmen, aber auch Umweltorganisationen, wichtige Treiber globaler Entscheidungen.

### 2.5.4. Interpretationen der Wirtschaft

*Aristoteles unterschied zwei Arten von Wirtschaft: Die Hauswirtschaft, die sich im wesentlichen auf den Lebensunterhalt einer sozialen Gemeinschaft richtete, und eine Wirtschaft, die den Gewinn zum Ziel hat. Auf der Grundlage der von ihm entwickelten Tugendlehre billigte Aristoteles lediglich die Hauswirtschaft. Die Art von Handel hingegen, die Gewinne erzielen sollte, sah er als eine Handlungsstrategie an, in der einer der Aspekte zum Vorschein kommt, der für das soziale Leben äußerst schädlich ist: der Egoismus.* (19)

In der Tat lassen sich die klassisch betriebsökonomischen Ziele von Gewinn- und Wachstumsmaximierung als ausgeprägte Egoismen interpretieren. Die dazugehörigen Berichtsgrößen und Kennzahlen sind das Grundgerüst jeder Geschäftsbilanz beziehungsweise Gewinn- und Verlustrechnung von Unternehmen: Umsatz, Gewinn, Anlagevermögen, Umlaufvermögen, Eigenkapital, Rückstellungen, Verbindlichkeiten. Nur dass, was monetär in diesen Kategorien ausgedrückt werden kann, ist betriebswirtschaftlich relevant.

*„Die Unternehmung ist eine Veranstaltung zur Erzielung von Geldeinkommen – hier Gewinn – genannt – durch Betätigung im Wirtschaftsleben. Wenn wir also von einem Zweck der Unternehmen reden, so kann es nur dieser sein, Gewinn zu erzielen, und zwar für den Unternehmer."* (19, 20)

Bei dieser eindimensionalen Interpretation wird Nachhaltigkeit gleichgesetzt mit der angestrebten ökonomischen Überlebensfähigkeit.

Jedoch steigen die Ansprüche an Unternehmen bezüglich ihrer sozialen und ökologischen Verantwortung seit den 70er Jahren beständig an. Für die Beantwortung der Frage nach der Relevanz der Nachhaltigen Entwicklung für die Unternehmensführung werden nach von Flotow, Häßler und Schmidt (21) zwei idealty-

21

pische Modelle genutzt: In dem einen Modell bleibt es bei der privatwirtschaftlichen Dominanz im Dienste der Gewinnmaximierung mit absoluter Ausrichtung auf die Marktanforderungen, im anderen Modell wird das Unternehmen als „öffentliche" Institution beschrieben.

Hier ist es zwar Teil eines Markt- und Wirtschaftssystems aber gleichzeitig auch Teil des ökologischen und gesellschaftlichen Systems und muss sich den verschiedenen Anforderungen zugleich stellen.

## Betriebswirtschaft: Gesellschaftsbezogene Rechnungslegung

Als eine zentrale Zielsetzung lässt sich für Wirtschaftsunternehmen das Streben nach langfristiger Gewinnerzielung nennen. Die beabsichtigten Gewinne legt ein Unternehmen fest in monetären Zielen und Planzahlen, die real erwirtschafteten Gewinne belegt ein Unternehmen mit ausgewiesenen monetären Berichtsgrößen. Aus ökonomischer Sicht stellt sich die Frage, inwieweit die Integration sozialer Verantwortung zur Erreichung der langfristigen Gewinnmaximierung beisteuern kann. Hierzu gibt es in der wirtschaftswissenschaftlichen Literatur der letzten dreißig Jahre verschiedene Konzepte für eine „gesellschaftsbezogene Rechnungslegung", die zum großen Teil monetäre Größen zur Beurteilung sozialer Leistungen in die herkömmliche betriebswirtschaftliche Rechnungslegung einfügen. Die Bewertungsmethoden sind dabei häufig nicht nachvollziehbar (22).

Schefter schlägt ein Konzept einer zielbezogenen Unternehmensberichterstattung vor, welches sozioökonomische Berichtsgrößen beinhaltet und den Interessen der einzelnen Anspruchsgruppen des Unternehmens entspricht. Er integriert in diesem Ansatz Ergebnisse aus der Verhaltensforschung in die betriebswirtschaftliche Forschung und plädiert neben quantitativen auch für qualitative Zielgrößen.

Vereinzelte Ansätze zu einer erweiterten Berichterstattung über ökonomische und gesellschaftliche Unternehmenswerte finden sich in der gegenwärtigen Nachhaltigkeitsberichterstattung. Dabei orientiert sich die Wirtschaft gerne an einer sogenannten „dritten Instanz": international agierende Nicht-Regierungs-Organisationen und finanzwirtschaftliche Forschungsinstitutionen, die in einem kontinuierlichen Dialog mit den verschiedenen

Anspruchsgruppen Standards für erwünschte bzw. empfohlene Kennzahlen zur Darstellung ökonomischer, ökologischer und sozialer Sachverhalte entwickeln.

Sogenannte „Vorreiter-Unternehmen" testen oder setzen bereits teilweise die Rolle der oben genannten „öffentlichen Institution" um.

Aus den Veröffentlichungen allein ist allerdings nicht sicher ableitbar, inwieweit diese Ansätze wirklich bis in die Unternehmensstrategie und das unternehmerische Selbstverständnis hineinreichen. Gemäß der oben genannten Definition einer angestrebten langfristigen Überlebensfähigkeit des Unternehmens reagieren die Mehrheit der Top-Manager mit einem Achselzucken und sehen keine Herausforderung oder Notwendigkeit darin, sich mit den möglichen Perspektiven der Nachhaltigen Entwicklung tiefer auseinander zusetzen, da der Erhalt des Unternehmenserfolgs ja sowieso ihre tägliche Aufgabe ist. Das führt dazu, dass Unternehmen dann häufig lediglich schildern, was sie im Einzelnen alles im sozialen und ökologischen Bereich tun, was für den Adressierten ebenso eindrucksvoll wie beliebig sein kann (23).

Andererseits schätzen Insider der Wirtschaft, dass die meisten Top-Manager sich bewusst sind, dass gesellschaftlicher und geschäftlicher Auftrag komplex miteinander verbunden sind und es entsteht eine zunehmende Unklarheit darüber, wie der kurzfristig ausgelegte Finanzerfolg, der nachhaltige „Shareholder Value", soziale Verantwortung und ökologisches „Stewardship" unter einen Hut zu kriegen sind. Die Herausforderung des heutigen Managements besteht darin, wie relativ komplexe und volatile gesellschaftliche Trends mit der eigenen Unternehmenszukunft zu verknüpfen sind, wie Kundenwünsche zu interpretieren sind und wie dies in einer erfolgreichen Geschäftsstrategie zu verankern ist.

Welche branchenbezogene Ansätze in der online-Berichterstattung bisher von Unternehmensseite gezeigt werden, soll zum späteren Zeitpunkt exemplarisch bei ausgewählten pharmazeutischen Unternehmen analysiert werden. Aus den Veröffentlichungen allein ist allerdings nicht sicher ableitbar, wie weit diese Ansätze wirklich bis in die Unternehmensstrategie und das unternehmerische Selbstverständnis hineinreichen.

## Finanzwirtschaft:
## Prinzipiengeleitete Investitionen und Shareholder Value

Nach von Flotow, Häßler und Schmidt lassen sich die Wurzeln des prinzipiengeleiteten Investments bis ins viktorianische Zeitalter zurückverfolgen und liegen in Nordamerika und England: Dort waren es vor allem Mitglieder der sittenstrengen Bewegung der Quäker, die schon vor der industriellen Revolution ihre Anlagephilosophie auf die Vermeidung von Investments in den Bereichen der Sklaverei und Waffenherstellung abstimmten. Auch wurde versucht, Geld nicht in sogenannte „Sin Stocks" anzulegen, worunter man Unternehmen der Alkohol-, Tabak- und Glückspielindustrie verstand. Für diese Art des Investments hat sich im angelsächsischen Raum der Begriff „Ethical" oder „Social responsible Investment" herausgebildet. Im Deutschen wird dafür der Begriff ethisches Investment verwendet. In den 60er Jahren kam es vor dem Hintergrund des Vietnamkrieges und den damit verbundenen Friedensbewegungen zu einem weiteren Schub im Bereich des ethischen Investments in den USA. Einer der Auslöser dafür war der Versuch von Aktionären, Einfluss auf die Geschäftspolitik des Chemieunternehmens Dow Chemicals auszuüben. Das Unternehmen stellte damals das Giftgas für die Kriegsführung in Vietnam her.

Weitere politische Ereignisse waren beispielsweise das Apartheid-Regime in Südafrika. Seit ungefähr 20 Jahren weitet sich das prinzipiengeleitete Investment auch auf den Bereich der Ökologie aus. An diesen Beispielen ist zu sehen, dass die Kriterien ethischen Investments nicht ohne historischen Bezug definiert werden können; was als ethisch oder unethisch angesehen wird, ist von langfristigen Wertvorstellungen, aber auch aktuellen Einstellungen der Gesellschaft abhängig (24).

Den Banken weist Hansen in dem Prozess der „Ökologisierung der Wirtschaft" als Investitionslenker eine Schlüsselrolle zu (25). Dies kann ebenso für die Bewertung sozialer Aspekte angenommen werden, auch wenn die sozialen Kriterien als sogenannte weiche Faktoren für Investoren schwieriger zu handhaben sind als die ökologischen, die eher einen naturwissenschaftlichen Hintergrund haben (Ressourcenverbrauch, Emissionen u.a.) (26). Allerdings wird von anderen Kennern der Branche bezweifelt, dass die Finanzmarkt-Akteure den gesellschaftlichen Diskurs über Nachhaltigkeit forcieren können. Nach Scholand sind sie eher fördernde Begleiter (34).

Die finanzwirtschaftliche und damit auch die Investoren-Perspektive ist ausgerichtet auf eine maximale Steigerung des Ertragswertes eines Unternehmens, wobei die Gewinnorientierung als oberste Priorität unterschiedlich ausgeprägt sein kann, ebenso wie die Risikobereitschaft und das sozial-ökologische Engagement (27,34a).

Insbesondere für Aktiengesellschaften entsteht dabei ein zusätzlicher Erfolgsdruck durch die Börsen. Hier gilt es den sogenannten Shareholder Value, dass heißt den Unternehmenswert und mit ihm den Aktienwert kontinuierlich und überdurchschnittlich zu steigern. Das Shareholder Value Konzept ist das bekannteste Konzept für die Messung des Ertragswertes eines Unternehmens und wurde von Rappaport entwickelt. Der Ansatz basiert auf einer dynamischen Investitionsrechnung, um den Marktwert des Eigenkapitals zu bestimmen. Vereinfacht dargestellt werden dazu die Cash Flows, die aufgrund einer bestimmten Geschäftsstrategie erwartet werden, geschätzt und mit Hilfe des relevanten Kapitalkostensatzes auf den Bewertungszeitpunkt abdiskontiert. Wenn dann noch der Marktwert des Fremdkapitals davon abgezogen wird, erhält man den Marktwert des Eigenkapitals. Hinsichtlich der wertbestimmenden Faktoren identifiziert Rappaport sieben (monetäre) Werttreiber. Das Management dieser Wertreiber gibt Anhaltspunkte für die Bewertung, ob gewählte Strategien tatsächlich in Zukunft einen anhaltenden Wettbewerbsvorteil erzielen werden. An dieser Stelle wird auf die entsprechende Fachliteratur für eine detailliertere Erklärung des Konzeptes verwiesen (28,29).

Andere Wissenschaftler und Wirtschaftsprüfungsunternehmen entwickelten Konzepte, die ein größeres Spektrum an Werttreibern umfasst und auch solche beinhaltet, die nur schwer monetär zu erfassen sind (30, 31).

Den verschiedenen Motivationen der Investoren trägt die Entwicklung der prinzipiengeleiteten Investmentfonds Rechnung, von denen sich eine wachsende Anzahl im Finanzmarkt etabliert (32). Die Zusammensetzung der Fonds besteht aus Aktienwerten ausgewählter Unternehmen, die sich einem Rating unterzogen haben. Das Rating umfasst je nach Fond- beziehungsweise Index-Anbieter einen unterschiedlichen Umfang an Fragen zu solchen Kriterien, die eher qualitativ erfassbar sind wie z.b. Prozesse, Standards und Managementeigenschaften. Dabei spielt die für die Finanzwirtschaft charakteristische Betrachtungsweise von Chancen und Risiken einer Geldanlage eine entscheidende Rolle. Nachhaltigkeit bedeutet hier Prävention, Vermeidung von Risiken und Krisenfestigkeit mit Blick auf die Zukunftsfähigkeit und damit langfristige Wettbewerbsfähigkeit eines Unternehmens.

Seitens der Investitionsmuster der Anleger können drei Strategien prinzipienorientierter Investments international unterschieden werden: Die Vermeidungsstrategie, die Auswahlstrategie und die Aktivismusstrategie (33).

Bei der Vermeidungsstrategie meidet der Investor Aktien solcher Unternehmen, deren Geschäftstätigkeit oder Verhalten seinen moralischen Überzeugungen widersprechen. Dies stellt die ursprünglichste Art der prinzipiengeleiteten Investmentstrategie dar.

Bei der Auswahlstrategie sucht der Investor Unternehmen nach Positivkriterien aus. Hier zählt das besondere Engagement bei ökologischen oder sozialen Aspekten, mit denen sich ein Unternehmen profiliert.

Wenn der Investor seinen Aktienbesitz zur aktiven Einflussnahme auf die Geschäftspolitik nützt, dann spricht man von Aktivismusstrategie.

## 2.6. Typisierung des Akteurs und der Anspruchsgruppen nach den verschiedenen Interpretationen der Nachhaltigen Entwicklung

Untersuchungsobjekt des empirischen Teils der Promotionsarbeit wird die pharmazeutische Industrie als Branche sein ohne ein Unternehmen besonders hervorzuheben. Die Auswahl fiel auf die pharmazeutische Industrie, weil der Pharmamarkt besondere Herausforderungen und Eigenschaften aufweist, die deutlich machen, wie wichtig es ist, branchenspezifische Interpretationen der Nachhaltigen Entwicklung auszuarbeiten.

Jedes Unternehmen der pharmazeutischen Industrie interagiert mit ähnlichen Anspruchsgruppen. Zu den elementaren, weil Produktmarkt relevanten Gruppierungen sind Finanzanalysten (bei Aktiengesellschaften), und im weiteren Sinne Anwender (Verbraucher, Ärzte und Apotheker) zu zählen. Die Analyse, Bewertung und Absatzplanung des Produktmarktes ist die Domäne der Marketing- und Vertriebsfunktionen eines Unternehmens.

In der empirischen Studie wurde jedoch ein produktunspezifisches, auf Nachhaltigkeitskriterien ausgerichtetes Spektrum an Fragen ausgearbeitet, dessen Antworten Rückschlüsse ermöglichen, die über „klassische" Investoren-, und Vertriebskommunikationskonzepte hinausgehen und Perspektiven für zukunftsgerichtete, unternehmerische Handlungsansätze nahe legen.

Die Typisierung nach den in den vorangegangenen Gliederungspunkten beschriebenen Interpretationen der Nachhaltigen Entwicklung versucht eine Annäherung an Motive und Grundpositionen des Akteurs und seiner Anspruchsgruppen. Möglicherweise kann dies im analytischen Diskurs helfen, die Herkunft von Erwartungen, Forderungen und Konfliktpotentiale besser erklären und einordnen zu können. Im Anschluss an die Typisierung wird im restlichen Teil der Promotionsarbeit die soziale Verantwortung von pharmazeutischen Unternehmen als Teil der Dimension gesellschaftlicher Verantwortung genauer betrachtet.

**Akteur: Unternehmen der pharmazeutischen Industrie**

Die Einordnung erfolgt nach Sachs in die Wettkampfperspektive. Davon werden für spätere Interpretationen folgende Merkmale als handlungsprägend zugeordnet:

- Zweck des Unternehmens ist die Gewinnsteigerung bzw. –maximierung für den/die Eigentümer

- ökologische Ressourcen stehen als Kapital genauso zur Verfügung wie das Kapital an Menschen und Technik und sind austauschbar

- Optimierungsprozesse bezüglich Ressourceneinsparung finden hauptsächlich unter Effizienzsteigerungskriterien statt.

- Die Definition des Begriffes Entwicklung ist stark geprägt durch die Auffassung der hochindustrialisierten Länder, es gäbe nur ein Maß des Wohlstands und der Weiterentwicklung, nämlich das Modell der hochindustrialisierten Länder

- Der Transfer von Wissen und Investitionen läuft hauptsächlich in Richtung weniger entwickelter Länder

- Gerechtigkeit zwischen den Generationen und von Generation zu Generation wird nur am Rande thematisiert. Generell sind die Marktwirtschaften von Akteuren der Wettkampfperspektive nach mindestens linearem Wachstum und nach Akkumulation von Reichtum und Macht ausgelegt.

## Anspruchsgruppe:
## Finanzanalysten (als Berater der Investoren)

Auch hier wird die von Sachs beschriebene Wettkampfperspektive angenommen. Allerdings bildete sich mit der Entwicklung des ethischen Investments eine bisher kleine aber schnellwachsende Gruppierung spezialisierter Analysten und Forschungsinstitutionen heraus, deren Bewertung von Investoren genutzt werden, um Entscheidungen der Unternehmensleitung zu beeinflussen. Diese Investoren mit Aktivismusstrategie können auch der Astronautenperspektive oder je nach lokalem Bezug auch der Heimatperspektive zugeordnet werden. Dies bedeutet eine Erweiterung, teilweise Aufweichung der Wettkampfperspektive insbesondere zu den Aspekten der Astronautenperspektive:

- Endlichkeit des bio-physischen Systems „Planet Erde"

- Auftrag an die Unternehmen, ihre globale Verantwortung für die Lösung von Herausforderungen und Problemen wahrzunehmen

- Betrachtung der zukünftigen Entwicklung des Systems Erde unter Aspekten zur Risiko- und Krisenminimierung und anhand von Chancen für Prävention

## Anspruchsgruppe: betroffene Öffentlichkeit (später im engeren Sinne Ärzte, Apotheker, Verbraucher)

Als betroffene Öffentlichkeit sind hier solche Anspruchsgruppen zu verstehen, die in ihrer beruflichen Rolle (als Berater, als Therapeut, als Verkäufer eines Produktes) agieren gemäß der Be-

28

dürfnislage von Verbrauchern, oder Individuen, die selber Anwender der Produkte sind. Hier muss man von einem heterogenen Bild ausgehen bezüglich der Typisierung. Hinzu kommt die Annahme, dass in ein und derselben Person mehrere Anspruchsgruppen vereint sein können (z.b. berufliche Rolle, Patient, Investor), was dann in verschiedenen Situationen zu widersprüchlichen oder inkonsequenten Entscheidungen und Handlungen führen kann.

Hier sind also theoretisch alle drei Perspektiven nach Sachs denkbar. Beispielsweise besteht aufgrund des für Individuen erfahrungsgemäß starken Motivs der persönlichen Betroffenheit und aufgrund kulturell bedingter Werte und individueller Sicherheitsbedürfnisse die begründete Annahme, dass die betroffene Öffentlichkeit bevorzugt nach bestimmten Kriterien der Heimatperspektive agiert:

- Stützen auf die Regionalwirtschaft

- Äußere Einflüsse, die Instabilität nach sich ziehen können, eher abwehren

- Gerechtigkeit für sozial Schwächere

Bogun merkt kritisch an, dass es nach derzeitigem Forschungsstand keine Anhaltspunkte dafür gibt, dass Individuen primär aus ökologisch-orientierter Motivation heraus ihre persönlichen Lebensziele definieren. Ökologische Verhaltensweisen und Orientierungen können daher nicht als zentrale Unterscheidungsmerkmale bei der Analyse sozialer Strukturen angewendet werden (35). In dieser Hinsicht wäre die Astronautenperspektive für diese Anspruchsgruppe nicht relevant. Anders verhält es sich mit dem Wunsch nach Krisenminimierung, die dem öffentlichen Interesse sehr nahe steht.

Die Zuordnung des Akteurs und der Anspruchsgruppen zu den von Sachs vorgestellten Perspektiven verdeutlicht die unterschiedlichen „Einflugschneisen", die verschiedene Gruppierungen zum Leitbild einer Nachhaltigen Entwicklung haben. Sie zeigt, dass hier große Herausforderungen unter anderem an die Kommunikationskompetenz der Akteure liegen, geeignete Verständigungsebenen zu finden, die richtigen Themen zu benennen, die relevanten Steuergrößen zu definieren, mit Offenheit und Weitblick in Verhandlungen mit den Anspruchsgruppen zu treten sowie entsprechende Entscheidungen zu treffen. Ob der

Akteur und die Anspruchsgruppen tatsächlich so eindeutig den Perspektiven zugeordnet werden können, wird im empirischen Teil hinterfragt werden.

## 3. Soziale Kriterien zur Beurteilung pharmazeutischer Unternehmen
### Analytischer Diskurs

### 3.1. Rolle der Sozialbilanz für die unternehmerische Praxis

Der Gedanke der gesellschaftsbezogenen Rechnungslegung kam Anfang der siebziger Jahre aus den USA nach Deutschland. Es erfolgte eine große Anzahl von Veröffentlichungen zu diesem Themenbereich. Nach Bewertung von Schefter (55) belegte die damalige fachliche Diskussion, dass eine gesellschaftsbezogene Rechnungslegung Ausdruck tiefgreifender Änderungen in Wirtschaft und Gesellschaft ist. Allerdings kam diese Entwicklung wieder Anfang der achtziger Jahre ins Stocken. Nur wenige deutsche Unternehmen legten bis dahin eine gesellschaftsbezogene Rechnungslegung vor. Auch Impulsgeber wie der damalige Arbeitskreis „Sozialbilanz Praxis", die deutschen Arbeitgeberverbände und der deutsche Gewerkschaftsbund verloren bis Ende der siebziger Jahre ihre Kraft.

Inzwischen kommen die Impulse von den Anspruchsgruppen der Unternehmen wie Mitarbeiter, Investoren, Interessengruppen. Die Debatte um und die Entwicklung von dem Nachhaltigkeitsgedanken, wie ihn die Brundtland-Kommission initiierte, rückte die Themenkomplexe zu gesellschaftlicher und sozialer Verantwortung wieder in das Licht öffentlichen Interesses. Die gegenwärtige Interessenlage der Anspruchsgruppen fordert branchenübergreifend von Unternehmen Bereitschaft zur Verantwortung, Transparenz und Auskunftsfähigkeit über eine Vielzahl von Kriterien (wie im Kapitel 3.2. beschrieben). Je transparenter, weil messbarer, Kriterien sind und dann zu Schlüsselindikatoren erhoben werden, desto stärker ist ihre Bezeichnung als Sozialindikatoren berechtigt.

Die meisten Kriterien, die derzeit zu sozialer Verantwortung in Verbindung mit unternehmerischem Handeln verwendet werden, sind qualitativer Natur. Aus diesem Grund werde ich in meiner

Analyse die Begrifflichkeit „soziale Kriterien" wählen und die Begriffe Sozialbilanz und Sozialindikatoren nicht verwenden.

## 3.2. Anforderungen an die soziale Verantwortung der Wirtschaft

Vorreiter unter den Vertretern der Industrie bezeichnen die soziale Unternehmensverantwortung als qualitativen Sprung gegenüber den traditionellen Sponsoringaktivitäten. Kopp beschreibt, dass altruistisches Unternehmensverhalten dabei um neue Strukturen des Managements sozialer Verantwortung ergänzt wird (36). Kopp stellt zwei Grundrichtungen dar, die für die unternehmerische Umsetzung sozialer Verantwortung eine Rolle spielen: die Orientierung nach innen in Richtung der eigenen Mitarbeiter und die Orientierung an den heterogenen Anspruchsgruppen der äußeren Unternehmensumwelt (Abbildung 1).

**Abbildung 1: Benefits für Unternehmen mit nachweislich guter Sozial- und Ökoperformance**

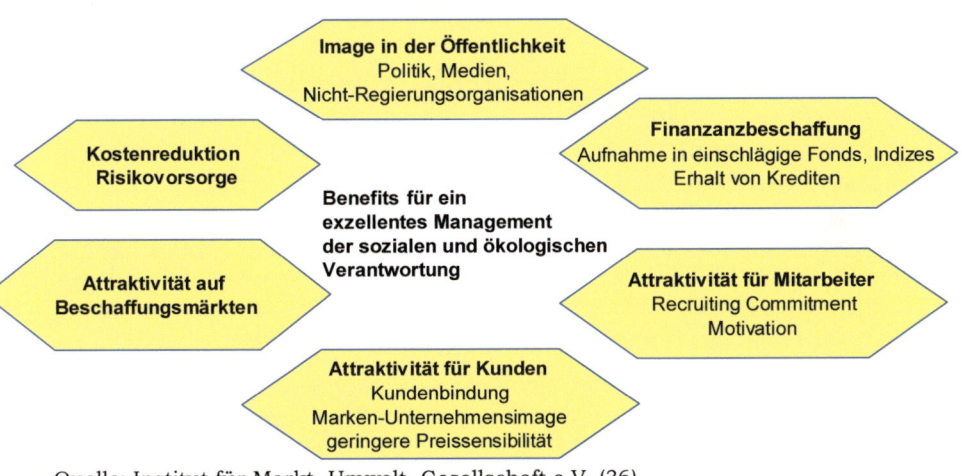

Quelle: Institut für Markt, Umwelt, Gesellschaft e.V. (36)

Dabei sieht er die Leistungen in der einen wie anderen Orientierung als globale Aufgaben: was in Deutschland Gültigkeit hat, muss im Prinzip auch in Entwicklungsländern Gültigkeit haben. Als Verdienst für diese Leistungen erhält dann das Unternehmen eine „License to operate", dass heißt die Akzeptanz im jeweiligen Land unternehmerisch aktiv zu sein. Das dies auch problematisch gesehen werden kann bezüglich eines einseitigen Kapital-, Wissens- und Wertetransfers von industrialisierten Ländern in Richtung weniger industrialisierter Länder und einer Einbahnstraße der Akkumulation von Reichtum und Macht in Richtung industrialisierter Länder wurde im theoretischen Diskurs erläutert.

Seit den letzten fünfzehn Jahren sind zahlreiche Ansätze durch privatwirtschaftliche, oder öffentlich unterstützte Institutionen und Gruppierungen entworfen worden, mit welchen Kriterien am treffendsten die Einlösung sozialer Verantwortung eines Unternehmens abgebildet werden könnte. Dabei konzentriert sich der überwiegende Teil der Ansätze auf branchenübergreifende Kriterien. Die gegenwärtig vielleicht umfassendste, vergleichende Auflistung über zur Diskussion stehender Kriterien entsteht zur Zeit im Rahmen des Projektes „Umwelt- und Nachhaltigkeitstransparenz für Finanzmärkte". Durchgeführt wird dieses Projekt vom Institut für Ökologie und Unternehmensführung an der European Business School e.V.; die Ergebnisse sind teilweise veröffentlicht (37).

Nutzt man die Systematik von Kopp und vergleicht branchenübergreifende Kriteriencluster unterschiedlicher, hauptsächlich privatwirtschaftlicher Institutionen, wird vor allem deutlich, dass immer noch eine breite Streuung an Themen existiert. Bei der vergleichenden Betrachtung von neun meinungsbildenden Institutionen lassen sich jedoch Schwerpunkte herausarbeiten, wenn man als Bedingung formuliert, dass mindestens ein Drittel der Institutionen ein Kriterium genannt haben müssen. Dann treten als häufigste branchenübergreifende Kriterien auf:

- in bezug auf interne Anspruchsgruppen die Themen „Good Governance"/soziale Standards, Ausbildung/Weiterbildung und Gesundheitsschutz

- in bezug auf externe Anspruchsgruppen die Themen Dialogpflege mit den Anspruchsgruppen Kunden, Zulieferern, Kommunen und das unternehmerische Engagement für die Einhaltung der Menschenrechte.

Die Themenauswahl passt gut zu dem konzeptionellen Vorschlag der „Transformation gesellschaftlicher Naturverhältnisse" (siehe Abschnitt 2.4.) von Wehling. Die Anforderungen an ökonomische Akteure bestehen also darin, Praktiken zu entwickeln und in die Tat umzusetzen, die eine Gesellschaft darin unterstützen, ihr Verhältnis zur inneren wie äußeren Natur in dem Handlungsbereich Arbeit zu regeln. Dabei muss ein Bezug zu den Handlungsmöglichkeiten und Interessenlagen des ökonomischen Akteurs bestehen oder hergestellt werden.

Das oben genannte Kriterien keine Kriterien sind, die in der Einjahresplanung eines Wirtschaftsunternehmens in Profit messbar sind, ist offensichtlich. Inwiefern sich das Engagement für diese Kriterien in einer langfristigen Perspektive von fünf, zehn oder fünfzig Jahren positiv wirtschaftlich bemerkbar machen könnte, wird entweder als hypothetisch abgewertet, als für den unternehmerischen Profit betreffend „gewinnneutral" eingestuft (50) oder als Basis für die Unternehmenskultur wertgeschätzt (38).

Betrachtet man die Wesensart der Ökonomie unter innovatorischen Gesichtspunkten, so ändert ein Wirtschaftsunternehmen seine „gewohnten Pfade" nur dann, wenn eine Änderung Vorteile im Markt verspricht (39). Diese Ausführung von Hübner erhöht die Wahrscheinlichkeit, dass Konzepte zur sozialen Verantwortung in der Wirtschaft noch zögerlicher angegangen werden als solche zur Ökologisierung.

### 3.3. Branchenspezifische Themen der pharmazeutischen Industrie im Rahmen ihrer sozialen Verantwortung

Die gegenwärtige Literatur und auch der Status von Produkten zur Unternehmensbewertung vermitteln, jedes für sich betrachtet, ein sehr unvollständiges Bild bezüglich branchenspezifischer Kriterien, die zur Bewertung der sozialen Verantwortung der pharmazeutischen Industrie vorgeschlagen werden. Bei meiner Recherche bediente ich mich der anspruchsgruppen-orientierten Systematik von Kopp und konnte unter Auswertung der mir zugänglichen Quellen von Interessenorganisationen, Finanzdienstleistern und Unternehmensberatern einen Katalog von 20 Themenkomplexen entwickeln (Tabelle 6).

Auch wenn es sich bei dieser Aufstellung teilweise um gesetzliche oder durch internationale Abkommen geregelte Anforderungen handelt, werden Unternehmen verstärkt danach beurteilt, wie sie diese Anforderungen umsetzen, ob sie die gesetzlichen Anforderungen sogar übertreffen und welches Verhalten sie an den Tag legen, wenn in kritischen Situationen die korrekte und verantwortungsvolle Umsetzung der Vorgaben in Frage gestellt wird. Dabei spielt auch eine Rolle, wie sehr sich ein Unternehmen während des „Alltagsgeschäftes" und in krisenfreien Zeiten dafür eingesetzt hat, sein Handeln transparent und offen darzustellen.

Insbesondere die branchenspezifischen Kriterien machen deutlich, wie eng unternehmerisches Handeln mit Werten und Wertvorstellungen von Gesellschaften verknüpft ist, zum Beispiel, wenn es um innovative Technologien oder Ethik in der Medizin geht. Forschende pharmazeutische Unternehmen spielen bei einigen Kriterien eine universelle Rolle.

Was Warsewa für den Konsumgütermarkt feststellt (40) könnte auch für den Pharmamarkt abgeleitet werden: Dass medizinisch-pharmazeutische Forschung am Prozess der gesellschaftlichen Normenbildung beteiligt ist, mindestens durch in Frage stellen bestehender Normen.

# Tabelle 6: Branchenspezifische Kriterien für soziale Verantwortung in der pharmazeutischen Industrie

| Kriterien nach intern | | | |
|---|---|---|---|
| *Mitarbeiter* | | | |
| | Arbeitsschutz bei hochwirksamen Stoffen | | |
| *Management* | | | |
| | Innovation (Beispiele) | | |
| | | | Gentechnik |
| | | | Gentherapie |
| | | | Stammzellenforschung |
| | | | Organtransplantation |
| | Qualität klinischer Studien (bei forschenden Unternehmen) | | |
| | Qualität der Veröffentlichung klinischer Daten (bei forschenden Unternehmen) | | |
| | Marketing Standards/Preispolitik | | |
| | Corporate Philanthropie/Sponsoring | | |
| | Umgang mit Risiken/Krisen (Todesfall, Produkt-Rückruf) | | |
| | Arzneimittel in der Umwelt | | |

Fortsetzung nächste Seite

| **Kriterien nach extern** | | | |
|---|---|---|---|
| **Anspruchsgruppen** | | | |
| | Ärzte/klinische Ärzte | | |
| | | Beziehungspflege | |
| | Patienten | | |
| | | Aufklärung | |
| | | sachgemäßer Gebrauch | |
| | | Zugang zu Arzneimitteln | |
| | | seltene Krankheiten | |
| | Tierversuchsgegner als Stellvertreter für Tiere (bei forschenden Unternehmen) | | |
| | Umgang mit den Zulassungsbehörden | | |
| **Management** | | | |
| Konventionen/Regelungen | | | |
| | Good Laboratory/Clinical/Manufacturing Practise | | |
| | Umgang mit Versuchstieren (bei forschenden Unternehmen) | | |
| | Bioethik | | |
| | Medizinethik | | |
| | Artenvielfalt | | |
| | Handelsabkommen | | |
| | Patentschutz | | |
| | Gesundheitspolitik | | |
| | Radiopharmazie | | |
| | Arzneimittelfälschungen | | |

36

## 3.4. Bedarf ausgewählter Anspruchsgruppen an Informationen zur sozialen Verantwortung in der pharmazeutischen Industrie

### 3.4.1. Erwartungen der Öffentlichkeit

Der pharmazeutische Markt weist einige Besonderheiten auf:

- die Produkte müssen mit hohem Entwicklungsaufwand und durch staatliche Behörden zugelassen werden

- die „Kaufmotivation" verlagert sich bei verschreibungspflichtigen Präparaten vom Anwender auf den Verschreiber

- die Produkte werden zu einem bedeutenden Anteil über Krankenversicherungen mindestens subventioniert, wenn nicht erstattet

- das Preisgefüge wird von staatlicher Seite beeinflusst

- der Bedarf und die Umsatzsteigerungen entstehen zum großen Teil durch die Behandlung von Menschen, die medizinischer Hilfe bedürfen; gleichzeitig existiert die Wertvorstellung, dass durch bewusste Lebensführung Krankheiten und Gebrechen des menschlichen Körpers vorgebeugt werden kann, so dass medizinische Hilfe nicht notwendig wird. Die pharmazeutische Industrie kümmert sich schwerpunktmäßig um die Bereitstellung arzneimittel-bezogener Versorgung, Prävention und Diagnose.

- Nicht nur der Arzt, sondern auch die Arzneimittelhersteller werden an den formulierten Pflichten und Moralvorstellungen des hippokratischen Eids gemessen

- gemäß der Typisierung im Abschnitt 2.6. muss davon ausgegangen werden, dass ein Patient auch seine Interessen als Verbraucher, oder Investor berücksichtigt sehen will

Abgesehen von der Notwendigkeit fachlicher Information, patientengerechter Aufklärung und verbraucherorientierter Ansprache erwarten öffentliche Anspruchsgruppen, dass sie Vertrauen haben können in den Arzt, in den Apotheker, in die Medien, in ein pharmazeutisches Unternehmen. Bombassaro führt als Grundbedingungen für erfolgreiches Wirtschaften aus philosophischer und unternehmensethischer Betrachtung an, dass neben den Kriterien der Führungskompetenz ein großer Teil des Unternehmenserfolges in direkter Verbindung mit dem wechselseitigen Vertrauensverhältnis der beteiligten Akteure und Anspruchsgruppen steht (41). Außerdem beschreibt Bombassaro Glaubwürdigkeit als prägenden Wert für das Unternehmensbild. Es hängt von den Handlungen ab, ob ein Unternehmen als vertrauenswürdig wahrgenommen wird oder nicht.

In der Fachliteratur der Marktforschung finden sich ähnliche Aussagen. Hansen beispielsweise vertritt die Auffassung, dass das Vertrauen der Verbraucher nicht durch Werbung, sondern durch Transparenz und Glaubwürdigkeit aufgebaut und gestärkt werden kann (42).

Nun ist das Bedürfnis nach Vertrauen zwar überdurchschnittlich groß, wenn es um die medizinische Versorgung der eigenen Person geht; die zukünftige Herausforderung bestünde für die pharmazeutische Industrie aber darin, dieses Vertrauen unter Einbeziehung weiterer Kriterien zur Nachhaltigen Entwicklung auszubauen. Es muss also gefragt werden, mit welchen Erwartungen im Kontext zur Nachhaltigen Entwicklung sich ein pharmazeutisches Unternehmen zusätzlich zu befassen hat, oder ob Erwartungen neu zu bewerten und anders zu bedienen sind.

Hier soll die jüngste, repräsentative Bevölkerungsumfrage in Deutschland zum Umweltbewusstsein dazu dienen, einige Aussagen zur individuellen Betroffenheit und Erwartungshaltung zu machen.

Ein Anteil von 28% der Bevölkerung haben von dem Begriff „Nachhaltige Entwicklung" als Leitbild der Umweltpolitik gehört. Nach den herausragenden Problemen in Deutschland gefragt, gaben die Bürger als die wichtigsten fünf Themen an: Arbeitsmarkt (67 %), soziale Aspekte/Gerechtigkeit (20 %), Wirtschaftslage (18%), Umweltschutz (14 %), Ausländer/Asylanten (11 %) (Tabelle 2).

**Tabelle 2: Die wichtigsten Probleme in Deutschland (2002)**

| Top Ten der häufigsten Nennungen | In % (max. zwei Nennungen möglich) |
|---|---|
| Arbeitsmarkt | 67 |
| Soziale Aspekte/Gerechtigkeit | 20 |
| Wirtschaftslage | 18 |
| Umweltschutz | 14 |
| Ausländer, Asylanten | 11 |
| Rentenpolitik | 9 |
| Sicherheitspolitische Aspekte | 8 |
| Kriminalität | 6 |
| Vertrauensverlust in Politik | 5 |
| Steuern | 5 |

Quelle: Umweltbundesamt (siehe Quellenverzeichnis)

Bei der Bedeutsamkeit politischer Aufgabenbereiche rangieren auf den ersten fünf Positionen „Arbeitslosigkeit bekämpfen" (90 %), „die Wirtschaft ankurbeln" (70 %), „die Renten sichern" (70 %), „für soziale Gerechtigkeit sorgen" (64 %) und „die Gesundheitsvorsorge sichern" (63 %) (Tabelle 3) (43).

**Tabelle 3: Bedeutsamkeit politischer Aufgabenbereiche in Deutschland (2002)**

| Aufgabenbereiche | In Prozent | | |
|---|---|---|---|
| | **Sehr wichtig** | **Eher wichtig** | **Weniger oder überhaupt nicht wichtig** |
| Die Arbeitslosigkeit bekämpfen | 90 | 9 | 1 |
| Die Wirtschaft ankurbeln | 70 | 26 | 4 |
| Die Renten sichern | 70 | 26 | 4 |
| Für soziale Gerechtigkeit sorgen | 64 | 31 | 5 |
| Die Gesundheitsvorsorge sichern | 63 | 32 | 4 |
| Die Bürger wirksamer vor Verbrechen schützen | 58 | 35 | 7 |
| Bildungsangebote an Schulen und Hochschulen verbessern | 54 | 36 | 10 |
| Für wirksamen Umweltschutz sorgen | 51 | 42 | 7 |
| Die Bürger vor terroristischen Angriffen schützen | 52 | 34 | 14 |
| Das Zusammenleben mit Ausländern regeln | 39 | 45 | 16 |

Quelle: Umweltbundesamt (siehe Quellenverzeichnis)

In einer Europäischen Verbraucherumfrage des Marktforschungsinstituts MORI und der Unternehmensberatung Price-WaterhouseCoopers über die Einstellungen bezüglich vorgegebener Kriterien der gesellschaftlichen Verantwortung von Unter-

40

nehmen waren die Themen, die mehr als 50 Prozent der Stimmen erhielten: Arbeitsschutz (77 %), Menschenrechte (72 %), Sicherheit der Arbeitsplätze (70 %), Fairness gegenüber Mitarbeitern (70 %), keine Beteiligung an Bestechung (59 %) (44).

Wenn diese Erwartungen erfüllt werden können, entsteht Vertrauen der Anspruchsgruppen in die jeweiligen Akteure.

Eine Umfrage des „Prince of Wales Business Leaders Forum" in 23 Ländern auf 6 Kontinenten zeigte weitere prägnante Ergebnisse zu Einstellungen und Erwartungen gegenüber der Wirtschaft (I.1):

- der Eindruck von einem Unternehmen entsteht bei den Befragten auf Basis von ökonomischen Leistungen (32%), Charakteristika wie Markenqualität, Image und Reputation (40%) und Wahrnehmung von Verantwortung für Unternehmensethik, Umwelteinflüsse, die Gesellschaft im allgemeinen und für Standards zu Arbeitsbedingungen (49%).

- nach der Rolle von großen Unternehmen in der Gesellschaft befragt, antworteten 18-46%, je nach Land unterschiedlich, dass Unternehmen höhere ethische Standards als die gesetzlichen Vorgaben setzen und helfen sollen, eine bessere Gesellschaft aufzubauen. 8-48% erwarten von Großunternehmen die klassischen Leistungen: Profit, Steuern, Arbeitsplätze und Gesetzestreue.

Dies sind zwar keine Angaben, die sich speziell auf die pharmazeutische Industrie beziehen (die empirischen Ergebnisse werden in Kapitel 4 vorgestellt), dennoch skizzieren sie bereits, dass die priorisierten Interessen die Dreidimensionalität der Nachhaltigen Entwicklung widerspiegeln. Arbeitsschutz, Soziale Gerechtigkeit und Gesundheitsvorsorge, Unternehmenswerte und die Wahrnehmung einer breiteren Verantwortung finden sich auch in der branchenspezifischen Tabelle der Anforderungen an den ökonomischen Akteur wieder (siehe 3.5.). Es sind ansonsten keine Umfragen in der Literatur zu pharmaspezifischen Aussagen zu finden.

### 3.4.2. Bedarf der Investoren

Verschiedene Bewertungen in wissenschaftlicher Literatur und seitens Unternehmensberatern deuten in die Richtung, dass es die breite, einheitliche Gruppe der Investoren nur scheinbar gibt. Schon immer unterschied man zwischen institutionellen und privaten Anlegern, jedoch unterscheiden sich auch noch einmal die Motivationen oder Investitionsmuster der Investoren (45). Eine empirische Studie des Instituts für Markt, Umwelt, Gesellschaft e.V. in Deutschland identifizierte beispielsweise fünf verschiedene Investorengruppen (46):

- Renditeinteressierte (36%) mit nachgeordnetem Interesse an sozio-ökologischen Kriterien

- Risikoscheue (27%) mit hauptsächlichem Interesse an Risikovermeidung

- Ertragsinteressierte mit ethischer Orientierung (9%) mit großem Interesse an Rendite, aber auch sozio-ökologischen Aspekten

- Verantwortungsbewusste mit Gewinnerwartung (10%) mit hauptsächlichem Interesse an sozio-ökologischen Kriterien und zweitstärkstem Interesse an Rendite

- Idealisten (18%) mit hauptsächlichem Interesse an sozio-ökologischen Kriterien

Scholand berichtet über erste Erkenntnisse eines Darmstädter Forschungsprojektes im deutschen Sprachraum, in dem Investoren nach ihren Renditeerwartungen an „nachhaltige Geldanlagen" gefragt wurden (47).

- 9% erwarteten eine überdurchschnittliche Rendite

- 54% erwarteten eine durchschnittliche Rendite

- 31% akzeptierten einen Renditeverzicht von 2% jährlich

- 6% der Befragten waren bereit auf Rendite zu verzichten

Möhrle resümiert, dass sich das Informationsangebot für Investoren am häufigsten auf den „Best in Class Ansatz" bezieht. Die bedeutet, dass sozio-ökologische Leistungen neben den ökonomischen als positive Auswahlkriterien innerhalb einer Branche herausgestellt werden. Neben der „Performance" und der Risikovermeidung ist auch hier die Glaubwürdigkeit von Bedeutung, allerdings mehr bezüglich der Finanzdienstleister, die diese Informationen im Rahmen von Fonds und Indices vermarkten. Investoren erwarten dabei Transparenz des Auswahlprozesses und

42

der Anlagekriterien (48). Dass der Investor als rational handelnd beschrieben wird, der sich, wie Möhrle es formuliert, für das Produkt mit dem höchsten Nettonutzen entscheidet, kann damit nicht für alle oben aufgeführten Untergruppierungen von Investoren angenommen werden.

Unter Berücksichtigung der Prämissen Rendite, Risikovermeidung und Glaubwürdigkeit entstehen also die Anlagekriterien nach denen Investoren ihre Entscheidungen treffen. An dieser Stelle soll nicht näher eingegangen werden auf die Fragestellung, inwieweit die ausgewählten Kriterien zu einer höheren, gleich hohen oder niedrigeren Rendite für den Investor, der renditeorientiert ist, führen. Die hierzu jüngste, veröffentlichte Studie ist die des Bankhauses Sarasin im Rahmen eines Forschungsprojektes des Bundesministeriums für Bildung und Forschung (50). Sie deutet darauf hin, dass die Beachtung nachhaltiger Kriterien insgesamt „renditeneutral" ist, also weder zu Nachteilen aber auch nicht zu deutlichen Vorteilen führt. Dabei spielt bei der Bewertung des Unternehmens die Branchenzugehörigkeit eine Rolle. An risikoreichere Branchen, zu denen die Pharmabranche gerechnet wird, werden höhere Erwartungen bezüglich Risikovermeidung und Glaubwürdigkeit gestellt.

Ergänzt um Analysen der Marktforschung entstehen die branchenübergreifenden und die branchenspezifischen Erwartungen und Anforderungen seitens des Finanzmarktes an Unternehmen. Für die pharmazeutische Industrie werden folgende Einschätzungen zugrunde gelegt.

- Entwicklungen in den Biowissenschaften (Gentechnik, Gentherapie, Stammzellforschung, transgene Tiere, Organtransplantation) werden die Forschungs- und Entwicklungskosten hochtreiben. Erforderliche Technologien, hohe Ausfallraten in der klinischen Entwicklung und wachsende regulatorische Anforderungen sind weitere Kostentreiber

- Zunehmender Wettbewerb, kürzere Lebenszyklen und Preiswettbewerb setzen die Unternehmen zusätzlich unter Druck

- Globale Vermarktung von Arzneimitteln mit Konfliktpotential (Patentrecht, Zugang zu Arzneimitteln)

- Geringe Akzeptanz von Tierversuchen

- Keine Antworten auf schwerwiegende ethische und ökologische Fragestellungen

- Geschäftsethische Konflikte bezüglich Einhaltung von Qualitätsstandards bei der Erforschung, Entwicklung und Vermarktung von Arzneimitteln

- Transparenz unternehmensethischer Grundsätze und Selbstverpflichtungen

Zu diesen Themenkomplexen entstehen Fragebögen, die, ergänzt um branchenübergreifende ökonomische, ökologische und soziale Kriterien, insbesondere den börsennotierten Unternehmen zur Beantwortung geschickt werden, oder per Recherche von den Finanzdienstleistern selbst ausgefüllt werden. Auf Basis dieser Angaben entstanden in den letzten Jahren zahlreiche Finanzprodukte, seien es Indices oder Fonds, die dann Investoren angeboten werden. Dabei sind die Auswahlprozesse der Institutionen sehr unterschiedlich und nur bedingt transparent, weil sie gleichzeitig das betriebsinterne, vertrauliche Erfolgsrezept für ein Finanzprodukt sind. Einen Überblick der Finanzprodukte bietet die vom Bundesumweltministerium und Umweltbundesamt herausgegebene Broschüre „Mehr Wert: ökologische Geldanlagen" (49).

## 3.5. Beispiele für die Darstellung sozialer Kriterien in der „online Kommunikation" ausgewählter pharmazeutischer Unternehmen

Im nächsten Schritt soll exemplarisch anhand der Internetauftritte ausgewählter Pharmaunternehmen überprüft werden, inwieweit die veröffentlichten Inhalte auf die in Teil 3.4. analysierten Erwartungen eingehen. Die Kommunikationsinhalte werden als Indikator dafür genommen, wie aktiv und offen sich ein Unternehmen mit den von Öffentlichkeit und Investoren erwünschten Themen auseinandersetzt oder zumindest Informationen darüber anbietet. Es wurden vier Firmen unterschiedlicher Größe aus den zwanzig umsatzstärksten Pharma-Unternehmen im deutschsprachigen und angelsächsischen Raum gewählt[5]. Diese Auswahl sollte eine Vergleichbarkeit aufgrund des ähnlichen

---

[5] Es wurden die Internetauftritte der Firmen Bayer, Bristol-Myers Squibb, Novartis, Pfizer/Pharmacia und Novo Nordisk gewählt (I.2).

Grades der Exposition und der ähnlichen Diversität an Erwartungshaltungen ermöglichen.

Zusätzlich wurde der Auftritt einer skandinavischen Firma gewählt, die als Vorreiter für die unternehmerische Umsetzung Nachhaltiger Entwicklung gilt und damit als „Best Practise Benchmark" genutzt wurde.

Die Zusammenstellung der Kriterien basiert auf der vorher beschriebenen Systematik von Kopp (Abschnitt 3.2). Demnach wurde in der Auswertung unterschieden nach internen Erwartungen von Mitarbeitern beziehungsweise Leistungen des Managements sowie nach externen Leistungsanforderungen von Anspruchsgruppen. Die Punkte Mitgliedschaften und Gesamteindruck vervollständigten die Analyse. Die Auflistung der Themen ergibt sich aus der Häufigkeit der Nennungen.

Die Auswertung gliedert sich in die zwei Abschnitte Internetauftritt für die allgemeine Öffentlichkeit und Internetauftritt für Investoren. Als Kriterien für die Auswertung wurden bestimmt:

- Ebene des Einstiegs

- Themenangebote

- Redaktionelle Verarbeitung

- Kritische Themen

- Konzeptionelles Dach

- Mitgliedschaften

## 3.5.1. Internetauftritt für die allgemeine Öffentlichkeit

Der Nutzer wird durch sehr verschiedene „Eintritte" angesprochen, einmal über Strategie, ein anderes Mal über das Unternehmensprofil, oder über einen selbständigen Menüpunkt wie „Sustainable Development" oder „Corporate Citizen". Der Einstieg in das Thema erfolgt auf erster oder zweiter Ebene.

Das Angebot der Themen zur sozialen Verantwortung ist vielfältig und wird sofort, also ohne weitere Verknüpfung angeboten. Die Palette erstreckt sich von Programmen zur Selbstverpflichtung, über Sponsoring, Förderung und Kooperationen, über Positionspapiere, bis hin zu Dialogmaßnahmen, Preisen, Fragebögen, Einrichtung von Funktionen mit speziellen Aufträgen. Dabei tritt be-

45

züglich der redaktionellen Bearbeitung der Inhalte die Aufarbeitung in Prosatexten und die Darstellung von Beispielen in den Vordergrund. Daneben gibt es auch Statements zu kritischen Themen, Positionspapiere und Erklärungen. Einige Verknüpfungen führen zu zusätzlichen Seiten mit ausgewählten Fachthemen.

Bei der konzeptionellen Zuordnung der sozialen Themen im Rahmen der Nachhaltigen Entwicklung wird am häufigsten der Bezug zur Ökologie gewählt. Bei dem Auftritt eines Anbieters ist das inhaltliche Dach „Nachhaltige Entwicklung", bei einem anderen das Engagement in der internationalen Initiative „Global Compact".

Alle Anbieter sind Mitglied in freiwilligen Initiativen oder Programmen.

### 3.5.2. Internetauftritt für Investoren

Der Investor bekommt keine zielgruppenspezifisch aufbereiteten, separaten Inhalte weder zur Nachhaltigen Entwicklung im allgemeinen noch zur sozialen Verantwortung im speziellen angeboten. Für ihn sind Verknüpfungen auf der zweiten bis vierten Einstiegsebene eingerichtet, mit denen er auf die Seiten für die allgemeine Öffentlichkeit verwiesen wird. Einer der Anbieter hat keine Verknüpfung bereitgestellt. Ein Anbieter stellt eine Seite für Investoren erst gar nicht zur Verfügung. Die Themenangebote der restlichen drei Anbieter sind dementsprechend begrenzt und unterschiedlich umfangreich, insgesamt aber sehr knapp gehalten. Zu kritischen Themen der sozialen Verantwortung nehmen drei von fünf pharmazeutischen Anbietern Stellung. Fragt man bei diesem Auftritt nach einer konzeptionellen Ausrichtung, so spiegeln sich hier die Gesetzmäßigkeiten der Betriebsökonomie wieder.

### 3.5.3. Bewertende Betrachtung

Für die allgemeine Öffentlichkeit wird ein vielfältiges Angebot von Beispielen im Internet bereitgestellt. Allerdings ist der Umfang der Informationen und die Ableitbarkeit einer Strategie für das unternehmerische Handeln in der Pharmabranche beschränkt.

46

Im Bereich Sponsoring/ Förderung/ Kooperationen häufen sich die Informationen über das soziale Engagement der pharmazeutischen Unternehmen in Richtung Bildung, Aufklärung, medizinische Versorgung und Forschung, insbesondere auch in den weniger entwickelten Ländern der Erde. Eher moderat muss man das Angebot an Statements zu kritischen Themen werten, insbesondere, wenn man dies mit dem oben entwickelten, pharmaspezifischen Themenkatalog zur sozialen Verantwortung vergleicht: Je ein Unternehmen greift die Themen Menschenrechte, Biodiversität, und Zugang zu Arzneimitteln auf. Zwei Unternehmen äußern sich zum Patentrecht (Abschnitt 3.3.). Hier besteht gemäß dieser Stichproben für die Branche Ausbaupotential.

Mitarbeiter- und öffentlichkeitsrelevante Themen, die auch branchenunspezifisch eine Rolle spielen sind Arbeitsschutz und Aus- und Weiterbildung. Diese Themen sind ungefähr in der Hälfte der Internetauftritte gut ausgearbeitet. Das gleiche gilt für die Darstellung der Beziehungspflege mit Lieferanten, ein branchenübergreifendes Kriterium. Diese Kriterien werden allerdings kaum unter dem Dach der Nachhaltigkeit oder ihrer Dimension der sozialen Verantwortung angeboten.

Abgeleitet wird die Ausrichtung an Nachhaltigkeitskriterien häufig aus den Umweltschutzthemen. Anhaltspunkte für eine „Ökologie-Lastigkeit" in der Unternehmensdarstellung bietet auch eine Auswertung von Krick, der die Nachhaltigkeitsberichterstattung der DAX 100 Unternehmen und den Status ihrer Entwicklung branchenübergreifend untersucht hat (52), insbesondere im Hinblick auf die Erfüllung des internationalen Standards der Global Reporting Initiative (I.4). Bei branchenübergreifender Betrachtung kommt er zu dem Schluss, dass die Schwerpunkte der Berichterstattung Themen der Ökologie, der Arbeitssicherheit und der Personalentwicklung sind. Die ausgewerteten Internetauftritte der ausgewählten pharmazeutischen Anbieter weisen bezüglich der branchenübergreifenden Kriterien in eine ähnliche Richtung.

Dass der Nachhaltigkeitsgedanke immer noch tendenziell der Ökologie zugeordnet wird, kann historisch erklärt werden: Häufig kommen die Impulse zur Beschäftigung mit dem Leitbild der Nachhaltigen Entwicklung aus den Umweltschutzabteilungen der Unternehmen.

Das Informationsangebot für Investoren ist ausgesprochen rudimentär und entspricht nicht den neuesten Erkenntnissen und Erhebungen bezüglich Interessen spezialisierter Anleger und dem Motivationsspektrum von Anlegern, wie in Abschnitt 3.4.2. beschrieben.

Dies lässt drei Interpretationsalternativen zu:

- die Anbieter sehen die Relevanz von Nachhaltigkeit und sozialer Verantwortung für diese Anspruchsgruppe nicht und meinen, die kleine Gruppe der wirklich interessierten Anleger nutzen Verknüpfungen oder gehen gleich auf die Seiten für die allgemeine Öffentlichkeit

- die Anbieter haben noch keine Erfahrung mit der Aufbereitung einer „bunten", werteorientierten Themenpalette für Investoren

- das Leitbild der nachhaltigen Entwicklung und mit ihm soziale Verantwortung ist gar nicht im Unternehmensprofil verankert und daher in Konzernaussagen nur in Fachthemen wie Umweltschutz und Personal vorhanden oder wird durch die traditionellen Leistungen der pharmazeutischen Industrie (Arzneimittel, Forschung, Lebensqualität) dargestellt.

Für die pharmazeutische Industrie gibt es offensichtlich aus gegenwärtiger Sicht keinen ausreichend drängenden Anlass, ihr Informationsangebot anspruchsgruppenspezifisch zu erweitern. Entsprechend den Gesetzmäßigkeiten der freien Marktwirtschaft von Angebot und Nachfrage, ist demnach die Nachfrage nach Unternehmensangaben zu Kriterien der Nachhaltigen Entwicklung, insbesondere der sozialen Verantwortung, nicht oder noch nicht stark genug ausgeprägt. Entsprechend den Notwendigkeiten von Wettbewerbsfähigkeit und Innovationskraft kann aber auch gefragt werden, welche Chancen im Umgang mit Investoren und der Öffentlichkeit vielleicht noch gar nicht genutzt werden.

# 4. Soziale Verantwortung als wichtiger Bestandteil der Reputation und Glaubwürdigkeit pharmazeutischer Unternehmen: Sensibilisierung bei ausgewählten Anspruchsgruppen
## Empirie

## 4.1. Risikosensibilisierung und resultierende Wahrnehmung von Nachhaltigkeit in der pharmazeutischen Industrie (Fragestellung)

In den letzten 20-25 Jahren entwickelte sich nach Warsewa ein breiteres Umweltwissen, ein zunehmend schlechtes Gewissen und ein größeres Verantwortungsbewusstsein für „die Welt um uns", unterstützt von einer wachsenden Risikosensibilität (53). Dies führt nach seiner Ansicht zu tendenziell verallgemeinerbaren Verhaltensnormen und –standards, die als „ökologische Korrektheit" handlungs- und verhaltensrelevant geworden sind. Damit geht Warsewa weiter als andere Autoren, die „das Verhältnis zur Umwelt" als eines, und bei weitem nicht als eines der bedeutendsten Entscheidungs- und Handlungskriterien, bewerten. Die Analyse der branchenübergreifenden wie auch branchenspezifischen Erwartungen bezüglich sozialer Verantwortung von ausgewählten Anspruchsgruppen deutet in die Richtung, dass sich auch eine „soziale Korrektheit" zu bilden scheint. Erst die Beachtung dieser „Correctness" verschafft dem Akteur Vertrauen und Glaubwürdigkeit bei seinen Anspruchsgruppen und letztendlich die in Kapitel 3.2. beschriebene langfristige „License to operate".

Trifft diese allgemeine Entwicklung gegenwärtig zu, wenn man sie auf die pharmazeutische Industrie bezieht? Um dem nach zu gehen, wurde mit Finanzierung des pharmazeutischen Unternehmens Schering AG, Berlin, eine internationale, empirische Studie am Institut für Soziologie der Freien Universität Berlin durchgeführt. Folgende Kernfragen sind im Rahmen des Promotionsthemas von Interesse:

-    Wie ist es um das Vertrauen in die pharmazeutische Industrie und die Verantwortung der pharmazeutischen Industrie bestellt?

- Werden ökologischen Kriterien getrennt von sozialen Kriterien wahrgenommen?
- Welche Typenbildungen oder Gruppierungen haben Bestand? Ist die traditionelle Trennung der Anspruchsgruppen nach ökonomisch, ökologisch und sozial orientierten Gruppierungen bei Nachhaltigkeitsthemen sinnvoll?
- Gibt es Prototypen, die die Nachhaltigkeitsperspektiven von Sachs bestätigen?

## 4.2. Design der Umfrage „Perzeption von Nachhaltigkeit in der pharmazeutischen Industrie"

In den drei Ländern Deutschland, Italien und den USA wurden in der Zeit von November bis Dezember 2001 mittels Telefoninterviews 139 Ärzte, 99 Apotheker, 20 Analysten und 154 Verbraucher befragt.

**Tabelle 7: Anzahl der Interviewten nach Land und Anspruchsgruppe**

| Anspruchs-gruppe | Land/Anzahl | | | Total |
|---|---|---|---|---|
| | Deutsch-land | Italien | USA | |
| **Arzt** | 47 | 45 | 47 | 139 |
| **Apotheker** | 38 | 33 | 28 | 99 |
| **Analyst** | 9 | 5 | 6 | 20 |
| **Verbraucher** | 59 | 47 | 48 | 154 |
| **Total** | 153 | 130 | 129 | 412 |

Die Auswahl der Länder entstand nach den Kriterien:
- Standort des auftraggebenden Unternehmens
- zweites Referenzland aus dem südeuropäischen Raum und
- USA als einer der bedeutendsten Märkte für pharmazeutische Produkte

Die Fallzahl der Analysten blieb die kleinste. Dies ist auf zwei Umstände zurückzuführen:

- Priorität sollte in der Studie Arzt, Verbraucher und Apotheker erhalten.

- Vertreter dieser Anspruchsgruppe zeigten eine besonders geringe Verfügbarkeit

Gesprächsgrundlage war ein Fragebogen mit 59 Fragen zuzüglich einiger demographischer Angaben. Die Interviewpartner wurden per Zufall ausgewählt. Die Telefongespräche hatten eine durchschnittliche Dauer von 25 Minuten.

Der Fragebogen entstand auf Basis der gegenwärtig in der Fachliteratur und in Fachkreisen beschriebenen Kriterien im sozialen, ökologischen und ökonomischen Kontext einer nachhaltigen Entwicklung (Anhang 2). Um möglichst zielsicher und verständlich die entscheidenden Kriterien berücksichtigen zu können, wurde vor Konzeption des Fragebogens ein interdisziplinärer Roundtable veranstaltet. Zehn Experten und Expertinnen aus Finanzwirtschaft, Medizin, Mikrobiologie, Meteorologie, Pharmazie, Pflegewissenschaften, Philosophie, Sozialpsychologie, Soziologie und Statistik waren zu einem dreistündigen Diskurs eingeladen. Die Schwerpunkte der Diskussionsbeiträge flossen in den Fragebogen ein.

## 4.3.    Methodik der Auswertung

Vorangestellt seien zwei rahmengebende Krisen, die sich in relativer Nähe (ein bis zwei Monate) zum Erhebungszeitraum ereigneten, und bei denen nicht ausgeschlossen werden kann, dass sie die per Zufall Befragten in ihrem Antwortverhalten beeinflusst haben könnten.

- Der Anschlag auf das World Trade Center in New York und das Pentagon in Washington, D.C. am 11. September 2001 erschütterte die Weltöffentlichkeit und veranlasste viele Menschen unter anderem über Sicherheit, Weltordnung und Risiken durch Wohlstandsgefälle zwischen den gesellschaftlich-ökonomischen Systemen nachzudenken.

- Der Pharmakonzern Bayer hatte sich international auseinander zusetzen mit einigen Todesfällen im Zusammenhang mit der Anwendung seines Cholesterinsenkers Lipobay aufgrund von Unverträglichkeiten in Kombination mit bestimmten anderen Medikamenten. Dadurch gewannen Themen wie Produktverantwortung von Unternehmen, Rolle und Position der Ärzte, sowie Angewiesen sein der Patienten auf Vertrauenswürdigkeit und Arzneimittelsicherheit mit einem Schlag hohe Publizität.

Da jedoch bei Feldstudien nicht vorhergesagt werden kann, wann welches Ereignis die empirische Erfassung beeinflussen könnte, wurde der Erfassungszeitraum November 2001 nicht verschoben. Vielmehr werden bei der Interpretation der Daten die Rahmenbedingungen als gegebenes situatives Umfeld benannt und als Grundstimmung in Kauf genommen.

Ob soziodemographische Unterscheidungen eine Rolle spielen bei der Bewertung der ermittelten Daten soll in dieser Arbeit nicht geprüft werden, da der Schwerpunkt der Auswertung in der Bildung möglicher Typen von Selbsteinschätzungen und Werthaltungen liegt. Lange spricht davon, dass Differenzierungen nach Alter, Geschlecht und Einkommen bezüglich umweltrelevanter Problemstellungen spätestens seit den ausgehenden achtziger Jahren keine nennenswerten Differenzierungen mehr ergaben und dies mit gewissem Abstand auch schon galt für die Unterscheidung nach Beruf, Bildung und Stellung im Beruf (54). Vielmehr wird seit den frühen neunziger Jahren eine Mischung aus psychologischen und soziologischen Ausprägungen wie persönliches Wohlbefinden, Lebensstile, Kosten-/Nutzenabwägungen und Motivation in zahlreichen wissenschaftlichen Arbeiten zur typologisierenden Reaggregation verwendet aber in dem vorliegenden Untersuchungsrahmen nicht verfolgt.

Mittels Häufigkeitsanalyse werden die Bedeutungen von Verantwortung und Vertrauen für die jeweiligen Anspruchsgruppen beschrieben.

Die Perzeption ökonomisch orientierter beziehungsweise sozial engagierter Anspruchsgruppen wird mittels der „Answer Tree Analyse" (Answer Tree 2.0, SPSS Inc., 1998) untersucht. Die Verdichtung und Typologisierung der erhobenen Daten erfolgt nach dem Antwortverhalten, welches die deutlichste Trennung in den entsprechenden Gruppen hervorruft.

Abschließend wird durch eine weitere Analyse von Prototypen geprüft, ob aus der Gesamtmenge der Befragten mittels der

Nachhaltigkeitsperspektiven von Sachs neue Aussagen zu Perzeptionstypen von Nachhaltigkeit gemacht werden können.

## 4.4. Vertrauen in die pharmazeutische Industrie und Verantwortung

Wie bereits bei dem Bedarf der Anspruchsgruppen ausgeführt, nennt Bombassaro das Vertrauensverhältnis zwischen Akteur und Anspruchsgruppen als Grundbedingung für erfolgreiches Wirtschaften. Gleichzeitig besteht durch die geschäftlichen aber auch sozialen, gesellschaftlichen und ökologischen Beziehungen, die der Akteur mit den Anspruchsgruppen beziehungsweise dem Umfeld eingeht, eine Verantwortungspflicht. Bezogen auf die pharmazeutische Industrie wurde in der hier vorgestellten Studie unter anderem nach dem Vertrauen in und Verantwortung für die Sicherheit von Medikamenten gefragt. Dann wurden die Nennungen der Befragten einerseits bezüglich Vertrauensinstanzen und andererseits bezüglich Verantwortungsinstanzen zueinander in Beziehung gesetzt und anspruchsgruppenspezifisch ausgewertet. Die Auswertung nach Nationalität brachte keine signifikanten Unterschiede.

**Abbildung 2: Verantwortung versus Vertrauen bei Sicherheit von Medikamenten aller Perspektiven**

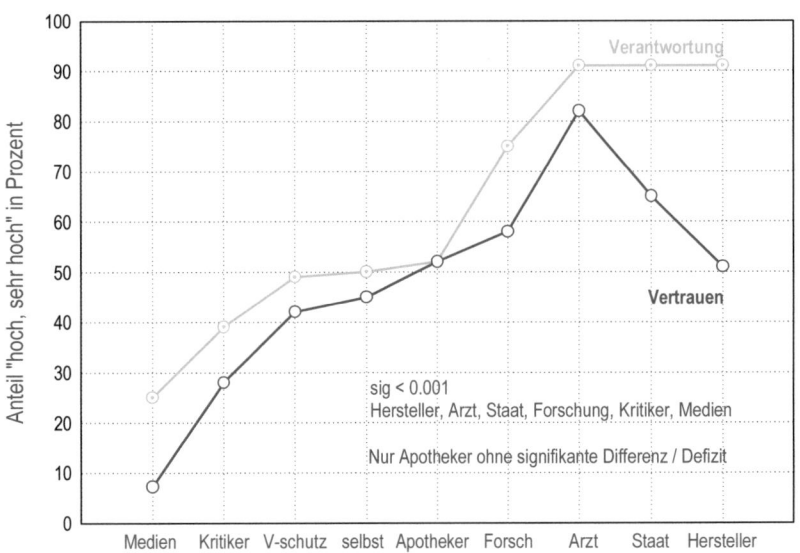

## Abbildung 3: Verantwortung versus Vertrauen bei Sicherheit von Medikamenten aus Perspektive Arzt

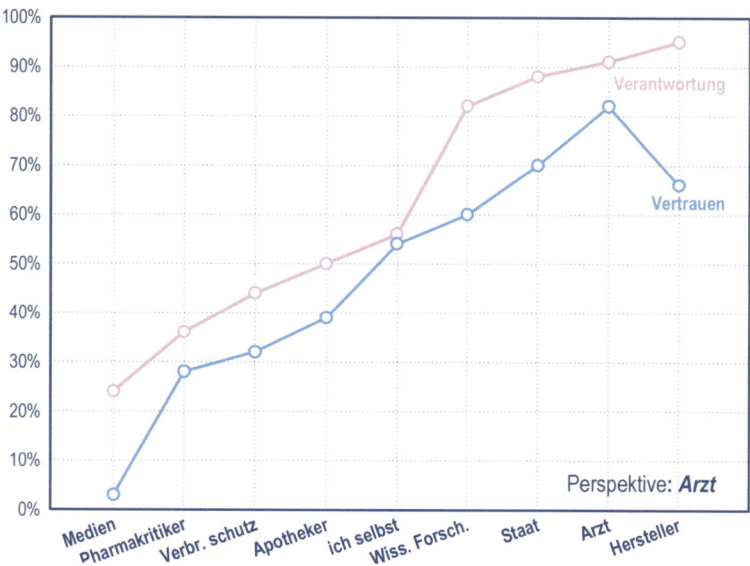

## Abbildung 4: Verantwortung versus Vertrauen bei Sicherheit von Medikamenten aus Perspektive Apotheker

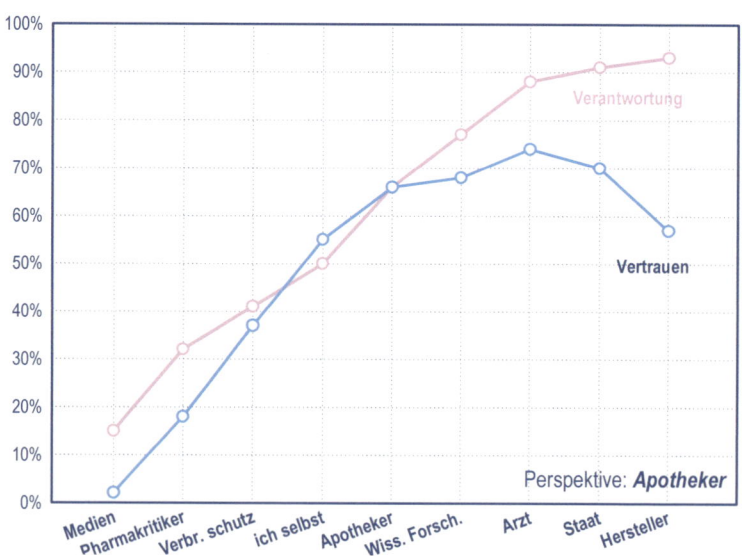

## Abbildung 5: Verantwortung versus Vertrauen bei Sicherheit von Medikamenten aus Perspektive Analyst

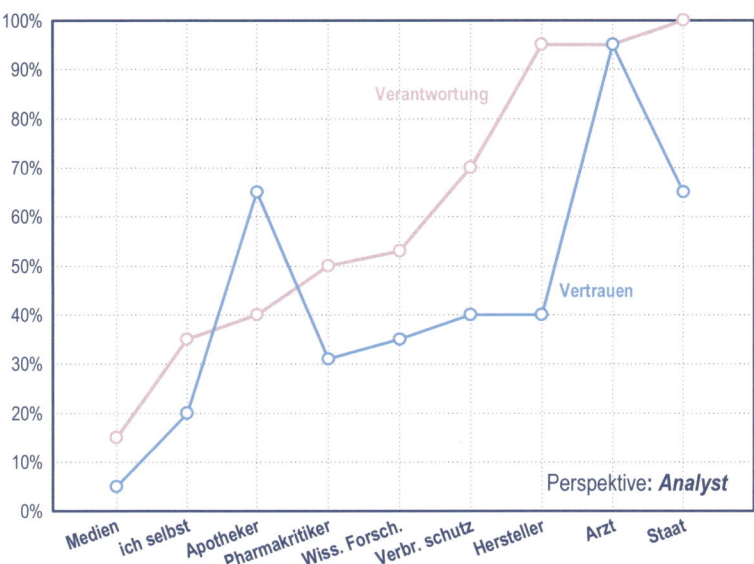

## Abbildung 6: Verantwortung versus Vertrauen bei Sicherheit von Medikamenten aus Perspektive Verbraucher

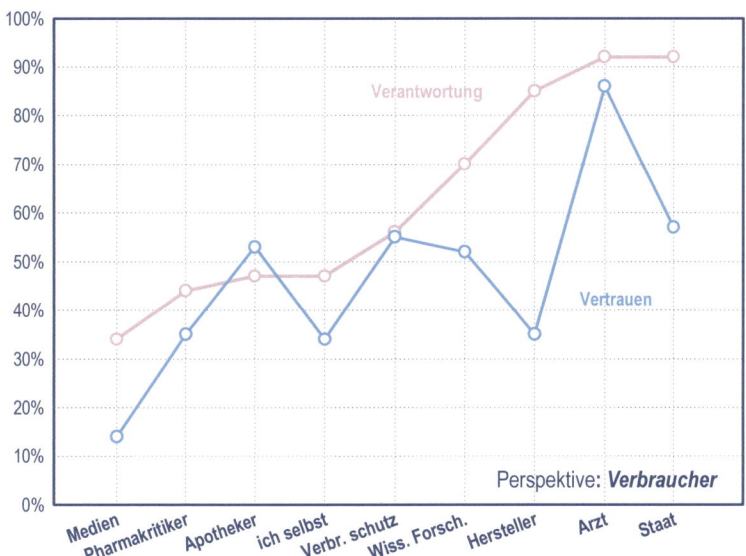

Die Interpretation der Abbildungen 2-6 fokussiert auf die stärksten Ausprägungen und Diskrepanzen. Diese finden sich bei den drei Vertrauens- beziehungsweise Verantwortungsinstanzen Arzt, Hersteller und Staat. Es ist auffallend aber nicht unbedingt überraschend, dass der Arzt bei der Beurteilung der Medikamentensicherheit sehr hohes Vertrauen bei allen Anspruchsgruppen genießt und ihm auch eine sehr hohe Verantwortung zugerechnet wird. Sowohl der Staat wie auch der Hersteller dagegen tragen nach Einschätzung aller Anspruchsgruppen zwar eine mindestens ebenso große Verantwortung, ihnen wird aber ein deutlich geringeres Vertrauen zuerkannt (bis $\geq 30$ Prozent weniger Nennungen bei allen Anspruchsgruppen).

Diese Aussagen verknüpft mit der Einschätzung von 85 Prozent aller Befragten, dass es der pharmazeutischen Industrie „gut" oder „sehr gut" geht, verdeutlicht das Meinungsklima, in dem die pharmazeutische Industrie agiert und die hohen Ansprüche an die Unternehmensverantwortung (bezüglich der Sicherheit von Medikamenten) ohne eine vergleichbare Vertrauensbasis zu haben. Diese Situation ändert sich nicht im Ländervergleich. Hier gibt es diesbezüglich keine nennenswerten nationalen Unterschiede (Abb. 7-8).

**Abbildung 7: „Wie stark sehen Sie die Verantwortung für die Sicherheit von Medikamenten bei..."**
(Kategorie „sehr stark"/"stark")

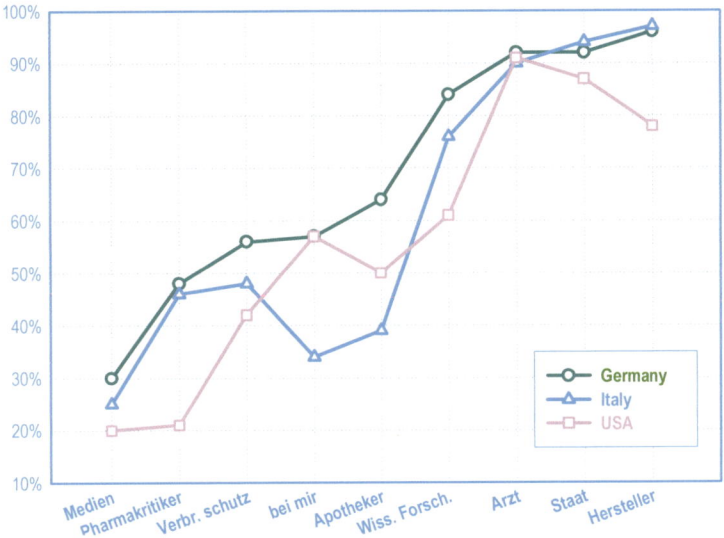

**Abbildung 8: „Wem vertrauen Sie, wenn es um die Sicherheit von Medikamenten geht?"**
(Kategorie „sehr stark"/"stark")

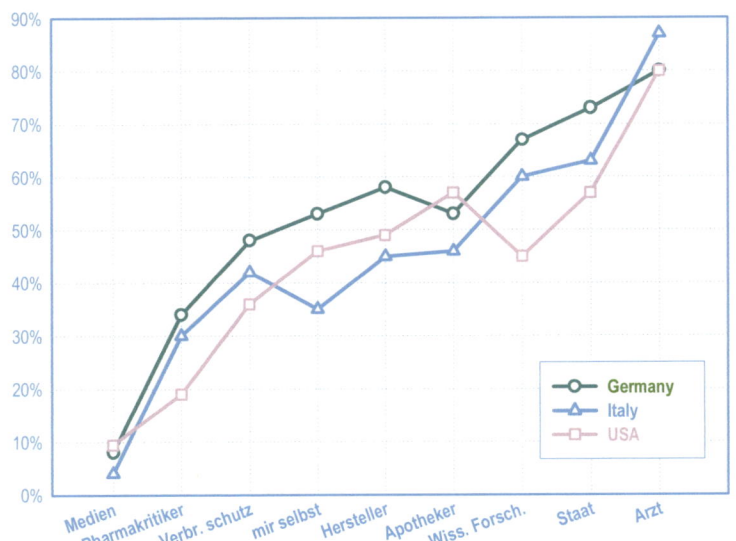

Nicht auf die Sicherheit von Medikamenten sondern auf ökologisches Verhalten und soziale Unternehmensverantwortung bezogen, liegen die durchschnittlichen Prozentsätze bezüglich der Anspruchsgruppen bei circa 40 Prozent für ökologisches Verhalten und circa 65 Prozent für soziale Verantwortung und damit um 55 Prozent beziehungsweise um knapp dreißig Prozent tiefer. Im Ländervergleich gibt es bezüglich der ökologischen Verantwortung signifikante Unterschiede. Der Vergleich der Anspruchsgruppen zeigt bei der Bewertung der sozialen Verantwortung einen signifikanten Unterschied (Abbildung 9-10).

Bei der Beurteilung von Pharmaunternehmen gaben nur 25 % der US-amerikanischen Befragten an, das deren ökologisches Verhalten für sie eine starke oder sehr starke Rolle spielt. In Deutschland waren es 39 %, in Italien immerhin 60 Prozent (Abbildung 9). Die Angaben bei den Anspruchsgruppen liegen im Durchschnitt bei knapp 40 Prozent. Die Analysten haben den niedrigsten Wert mit 21 Prozent, der jedoch aufgrund der kleinen Fallzahl in dieser Berechnung keine Signifikanz erzeugt.

**Abbildung 9: „Beurteilen Sie Pharmaunternehmen auch in bezug auf deren ökologisches Verhalten?"**
**(nach Ländern)**

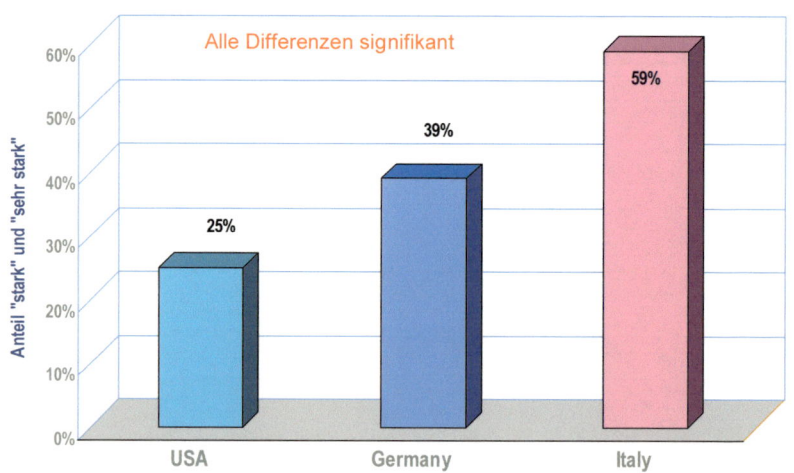

Soziale Verantwortung wird bei der Bewertung von Pharmaunternehmen nach den Angaben der Anspruchsgruppen und auch landesspezifisch stärker berücksichtigt. Eine starke oder sehr starke Berücksichtigung nennen durchschnittlich 68 Prozent der Befragten aus den Anspruchsgruppen Arzt, Apotheker oder Verbraucher. Dagegen gaben nur 33 Prozent der Analysten eine entsprechende Bewertung ab. Dieser Unterschied ist signifikant (Abbildung 10). Im Ländervergleich sind keine Unterschiede feststellbar.

**Abbildung 10: „Wenn Sie ein Pharmaunternehmen bewerten, wie stark würden Sie dabei dessen soziale Verantwortung berücksichtigen?"**
**(nach Anspruchsgruppen)**

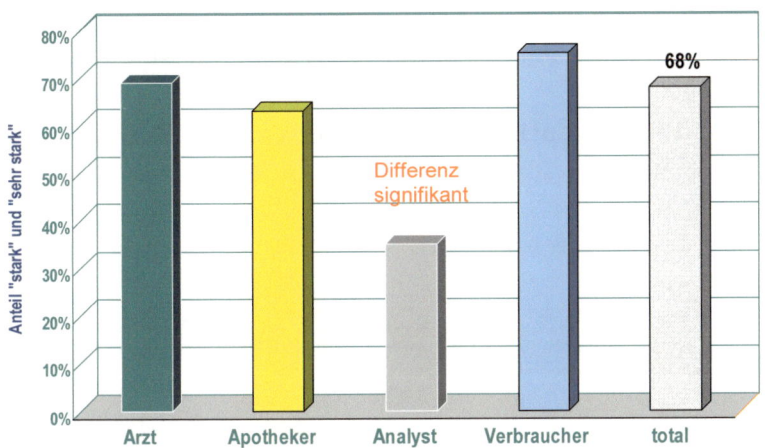

Die bisher ermittelten Aussagen sind die ersten Puzzlesteine des zu Beginn des Kapitels 4 erfragten Interpretationsrahmens. Auffallend ist, dass es keine eindeutig wiederkehrenden Ausprägungen bezüglich der Anspruchsgruppen oder Länder und deren Einschätzungen von ökologischer und sozialer Bedeutung in bezug auf pharmazeutische Unternehmen gibt. Daher werden mittels „Answer Tree Analyse" von zwei Gruppierungen (anspruchsgruppen- und länderübergreifend) untersucht, die Gruppe der „ökonomisch Orientierten" und die Gruppe der „sozial Engagierten".

## 4.5. Perzeption ökonomisch orientierter Anspruchsgruppen

Die Gruppe der „ökonomisch Orientierten" wurde gebildet aus allen Befragten, die bei dem Fragenkomplex Ökonomie zur Bewertung der pharmazeutischen Industrie primär ökonomische Kriterien, wie wirtschaftliche Lage (1. Priorität), Herkunftsland (2. Priorität) und Größe des Unternehmens (dritte Priorität) angaben. Die stärksten Trennungsoptionen im Antwortverhalten, die mit der „Answer Tree Analyse" ermittelt werden konnten, ergeben eine kohärente Wahrnehmung der Kriterien „Bedeutung der sozialen Verantwortung", „ökologisches Engagement", „Sicherung der Marktchancen durch soziale Verantwortung", „Bedeutung Öffentlichkeitsarbeit" und „Manipulation von Krankheitsbildern" (Abbildung 11).

**Abbildung 11: Perzeption der Ökonomie eines Pharmaunternehmens \***
**(O2.1>2.2>...)**

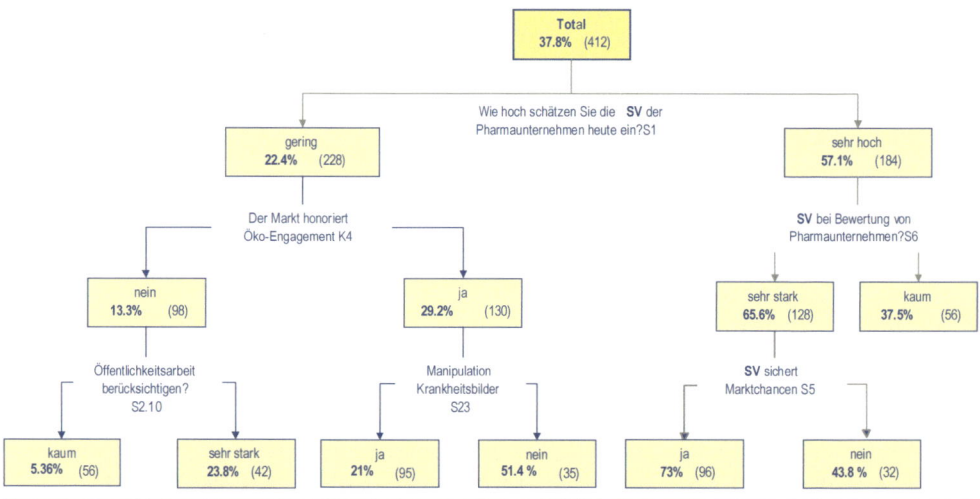

*Legende für Kästchen
SV = Soziale Verantwortung
Prozentsatz =
Anteil der Befragten von absoluter Zahl, die ökonomische Kriterien präferieren
Absolute Zahl in Klammern =
Anzahl der Befragten, die darüberstehende/s Kriterium/Frage in entsprechender Ausprägung gewählt haben
Ziffer hinter Kriterium = Korrespondierende Frage im Fragebogen (Anhang 2)

Von den insgesamt 412 Befragten bevorzugten 37,8 Prozent die ökonomischen Aspekte. Die erste, stärkste Trennung wird durch die Frage erreicht „Wie hoch schätzen Sie die soziale Verantwortung der Pharmaunternehmen heute ein?" Das bedeutet hier, von einer Gesamtmenge von 412 Befragten mit knapp 38 prozentigem Anteil ökonomisch Orientierter, antworten 228 der Befragten mit einem Anteil von 22,4 Prozent ökonomisch Orientierter mit „gering", beziehungsweise 184 der Befragten mit einem Anteil von 57,1 Prozent ökonomisch Orientierter mit „sehr hoch".

Die zweitstärkste Trennung erfolgt in der Untergruppe „Soziale Verantwortung der Pharmaunternehmen gering" durch die Stellungnahme zur Behauptung „Der Markt honoriert ökologisches Engagement von Pharmaunternehmen". 98 Befragte mit einem Anteil von 13,3 Prozent ökonomisch Orientierter antworten mit „Nein". 130 der Befragten mit einem Anteil von 29,2 Prozent ökonomisch Orientierter antworten mit „Ja".

In der Untergruppe „Soziale Verantwortung der Pharmaunternehmen sehr hoch" erfolgt die zweitstärkste Trennung durch die Frage „Wenn Sie ein Pharmaunternehmen bewerten würden, wie stark würden Sie dabei soziale Verantwortung berücksichtigen?" 56 Befragte mit einem Anteil von 37,5 Prozent ökonomisch Orientierter antworten mit „kaum" und 128 Befragte mit einem Anteil von 65,6 Prozent ökonomisch Orientierter antworten mit „sehr stark".

Bei der drittstärksten Trennung spielen folgende Fragen eine Rolle:

- „Wie hoch schätzen Sie die soziale Verantwortung der Pharmaunternehmen in bezug auf Information für den Patienten?"

- „Stimmen Sie den Kritikern zu, die meinen, dass durch Publikationen in Fachzeitschriften Pharmaunternehmen Krankheitsbilder manipulieren?"

- „Würden Sie sich bei gleichwertigen Medikamenten für jene entscheiden, deren Hersteller sich sozial besonders engagieren ?"

Dazu verweise ich auf die Abbildung für die entsprechenden Trennstärken und die Anzahl der Befragten.

Zwei Beobachtungen sollen an dieser Stelle zusammenfassend gemacht werden:

Zum einen fällt auf, dass die Kriterien, die große Trennschärfen erlauben, eine Mischung aus Aspekten sozialer Verantwortung, ökologischem Engagement, Kommunikation und Vertrauenswürdigkeit sind, und zwar bei einer Grundmenge von Befragten, die zu knapp 40 Prozent ökonomische Kenngrößen priorisieren. Dabei ist die Definition der Anspruchsgruppen, wie sie zur Befragung vorgenommen wurde, nicht mehr von Relevanz.

Zum anderen werden bei Verkettung der Trennungsschritte, die das stärkste Trennungsvermögen ergeben haben, Antwortmuster erkennbar, die es erlauben könnten, als Argumentationsleitfäden zu fungieren.

Bei dieser Analyse kann folgende Verkettung abgeleitet werden:

Hohe SV von Pharma ➜ Starke Bewertung von SV ➜ SV sichert Marktchancen (96 Befragte mit einem Anteil von 73 Prozent ökonomisch Orientierter)

Mit dieser Verkettung kann circa 25 Prozent der Befragten (96) im Antwortverhalten beschrieben werden, wovon fast Dreiviertel ökonomische Kriterien bevorzugen. Dies gibt Anhaltspunkte darüber, welche Aspekte mit welcher Priorität bei der Wahrnehmung ökonomisch Orientierter eine Rolle spielen.

## 4.6.    Perzeption sozial engagierter Anspruchsgruppen

Eine zweite Gruppierung wurde gebildet aus den „sozial engagierten" Befragten. Diese Gruppierung beantwortete die Frage „Wenn Sie ein Pharmaunternehmen bewerten sollten, wie stark würden Sie dabei dessen soziale Verantwortung berücksichtigen?" bei einer Ausgangsanzahl von 406 mit einem Anteil von 68 Prozent mit „sehr stark". Die stärksten Trennungskriterien nach der „Answer Tree Analyse" waren Ökologie, Forschritt, soziales Engagement und Verhalten bei Zwischenfällen (Abbildung 12).

**Abbildung 12: Perzeption „Sozialer Verantwortung" in der Pharmaindustrie \***
**(Anteil „sehr stark" S6)**

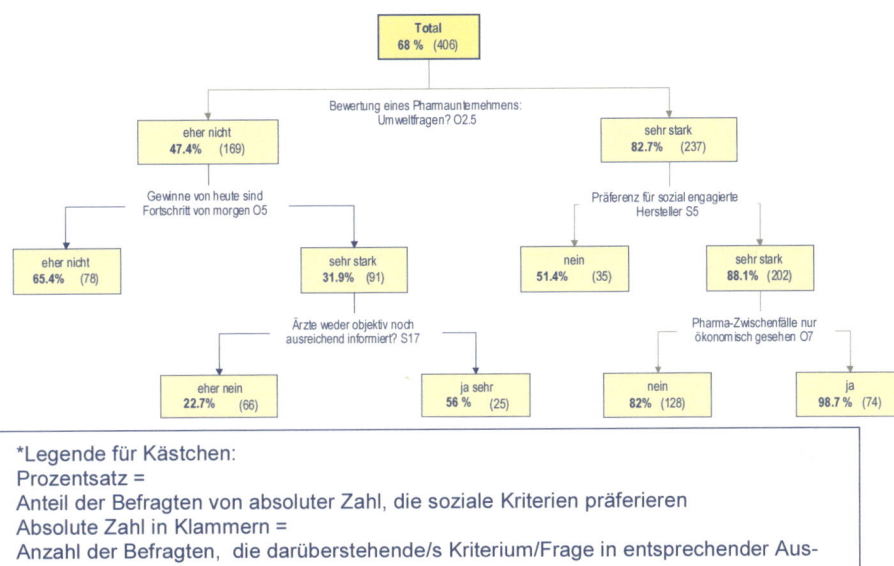

*Legende für Kästchen:
Prozentsatz =
Anteil der Befragten von absoluter Zahl, die soziale Kriterien präferieren
Absolute Zahl in Klammern =
Anzahl der Befragten, die darüberstehende/s Kriterium/Frage in entsprechender Ausprägung gewählt haben
Ziffer hinter Kriterium = Korrespondierende Frage im Fragebogen (Anhang 2)

Bei einer Ausgangsanzahl von 406 Befragten mit 68 prozentigem Anteil sozial Engagierter war das erste, trennschärfste Kriterium das „Engagement in Umweltfragen bei der Bewertung eines Pharmaunternehmens". 169 Befragte mit einem Anteil von 47,4 Prozent sozial Engagierter beziehen das ökologische Engagement „eher nicht" in eine Bewertung ein. 237 Befragte mit einem Anteil von 82,7 sozial Engagierter tun dies „sehr stark". Das nächste, trennscharfe Kriterium in der Befürwortergruppe (82,7 prozentiger Anteil sozial Engagierter) ist die Präferenz für sozial engagierte Hersteller. 202 Befragte mit einem Anteil von 88,1 Prozent sozial Engagierter antworten mit „sehr starker Präferenz". Ein drittes Trennkriterium in dieser Untergruppe ist dann noch die erfragte Zustimmung, ob „ Medien nach einem Pharma- Zwischenfall mehr die ökonomischen Folgen für den Hersteller als die Probleme der Patienten diskutieren". Eine Anzahl von 74 Befragten mit einem Anteil von 98,7 Prozent sozial Engagierter stimmt mit „ja".

Wie bei den „ökonomisch Orientierten" lässt sich auch hier aus der „Answer Tree Analyse" eine Verkettung derjenigen Kriterien aufzeigen, die in den jeweiligen Untergruppen zu den größten Trennschärfen geführt haben:

Engagement in Umweltfragen ➜ Präferenz für sozial engagierte Hersteller

➜ Pharmazwischenfälle von Medien mehr ökonomisch gesehen.

Am Ende der Verkettung sind es 74 Befragte mit einem Anteil von 98,7 Prozent sozial Engagierter, die von diesen priorisierten Kriterien ihre Wahrnehmung des sozialen Engagements pharmazeutischer Unternehmen prägen lassen.

## 4.7.  Vergleichende Bewertung der Answer Tree Analyse

Sowohl bei den „ökonomisch Orientierten" als auch bei den „sozial Engagierten" Untergruppen ist eine Kohärenz verschiedener Kriterien aus dem ökologischen, sozialen und ökonomischen Bereich zu beobachten. So spielt bei den „ökonomisch Orientierten" die soziale Verantwortung bei der Wahrnehmung und Beurteilung pharmazeutischer Unternehmen eine starke Rolle. Ein Erklärungsversuch kann sein, dass inzwischen die Missachtung sozialer Verantwortung von den Befragten als ökonomisches Risiko gesehen wird.

Bei den „sozial Engagierten" spielt das ökologische Engagement eines pharmazeutischen Unternehmens eine bedeutende Rolle. Dass „Gewinne der Pharmaunternehmen den Fortschritt von morgen garantieren", findet bei der weiteren Untergruppierung weniger Zustimmung (78 Befragte mit einem Anteil von 65,4 Prozent sozial Engagierter stimmen mit „eher nicht" verglichen mit 91 Befragten mit einem Anteil von 31,9 Prozent sozial Engagierter, die mit „sehr stark" antworten) und wird nur von solchen Befragten als positives wie negatives Kriterium genannt, die Engagement in Umweltfragen nicht bei der Bewertung pharmazeutischer Unternehmen berücksichtigen.

Die „Answer Tree Analyse" gibt Hinweise darauf, dass Muster der Wahrnehmung nicht unbedingt dadurch zu erfassen sind, dass die klassischen „Anspruchsgruppen" bezogen auf Produkt (Verbraucher, Ärzte, Apotheker) und Profit (Analyst) herangezogen werden. Vielmehr gibt es Kriterien, die anspruchsgruppenübergreifend und vernetzt gültig sind gemäß eigener Betroffenheit und der Bedürfnisse nach Sicherheit, Vertrauen und verantwortungsvollem Umgang mit Mitmenschen und Umwelt.

## 4.8.  Prototypen gemäß den Nachhaltigkeitsperspektiven nach Sachs

Eine weitere Analyse soll prüfen, ob die Befragung es zulässt, Prototypen zu bilden, die die beschriebenen Nachhaltigkeitsperspektiven nach Sachs darstellen können (Abschnitt 2.5.2.). In einem zweiten Schritt wird hinterfragt, ob die in dieser Arbeit behandelten Gruppierungen (Akteur, Arzt, Apotheker, Verbraucher, Analyst) diesen Perspektiven zugeordnet werden können, wie es in Abschnitt 2.6. theoretisch angenommen wurde.

Hierzu werden drei Prototypen gebildet: Der Astronaut, der Wettkämpfer und der Heimatliche. Jeder Prototyp wird beschrieben durch ein ausgewähltes Set an Fragen des bereits bekannten Fragebogens (Anhang1 und 2). Dabei werden nur solche Ausprägungen der Antworten berücksichtigt, die sehr stark oder stark sind (im Fragebogen mit den Antwortoptionen „"sehr stark", „stark"/ „sehr hoch", „hoch"/ „sehr wichtig", „wichtig"/ „ja, sehr", „ja, schon" usw.).

Um eine relativ starke Ausprägung des jeweils umrissenen Prototypen zu erhalten, wird je Typus eine möglichst hohe Mindestanzahl an Antworten mit treffender Ausprägung definiert (Wettkämpfer ≥15, Astronaut ≥17, Heimatler ≥17 zustimmende Antworten). In dieser Analyse wurde die Mindestanzahl so bestimmt, dass circa 40 Prozent der Antwortbögen je Gruppenbildung erfasst sind. Die Grenzziehung sollte einerseits eine klare Selektion von prototypischen Ausprägungen gewährleisten, andererseits aber hinreichende Gruppengrößen ermöglichen.

Methodisch ist zu berücksichtigen, dass der Fragebogen nicht primär für die Abfrage der Sachs-Perspektiven entwickelt worden ist. Die Zusammenfassung von Fragen, die eine Perspektive repräsentieren sollen, wurde nach Befragung, sozusagen in Form einer nachträglichen Selektion, vorgenommen. Dabei wurden solche Fragen zusammengefasst, die bei entsprechender Ausprägung der Antwort am plausibelsten der jeweiligen Perspektive zugeordnet werden konnten.

## 4.8.1. Der Wettkämpfer, der Astronaut, der Heimatler

**Der Wettkämpfer**

Den Prototypen der Wettkampfperspektive verkörpern die Befragten, die mindestens 15 der 16 ausgewählten Fragen[6] zustimmend beantwortet haben. Das trifft für 46,6 Prozent in dieser Gruppe zu bezogen auf die insgesamt 412 Befragten.

**Tabelle 8: Prototyp Wettkampfperspektive ≥ 15 Fragen**

|                      | Häufigkeit | Prozent von |
|----------------------|------------|-------------|
| **kein Wettkämpfer** | 220        | 53,4        |
| **Wettkämpfer**      | 192        | 46,6        |
|                      |            |             |
| **Gesamt**           | 412        | 100,0       |

**Der Astronaut**

Den Prototyp der Astronautenperspektive verkörpern die Befragten, die mindestens 17 der 18 ausgewählten Fragen[7] zustimmend beantwortet haben. Das trifft für 39,1 Prozent dieser Gruppe zu bezogen auf die insgesamt 412 Befragten.

---

[6] Die selektierten Fragen für die Wettkampfperspektive sind: s26, s27, s28, s29, s30, o2.1, o2.3, o2.9, o3.1, o5, o6, o8, k1, k2, k5, k6.

[7] Die selektierten Fragen für die Astronautenperspektive sind: s2.6, s2.7, s10, s15.1, s15.2, s15.7, s15.3, u7, u9.1, u9.2, u9.3, u9.4, u9.5, u9.8, o2.5, o2.6, o5, k4.

**Tabelle 9: Prototyp Astronautenperspektive ≥ 17 Fragen**

|  | Häufigkeit | Prozent von |
|---|---|---|
| **kein Astronaut** | 251 | 60,1 |
| **Astronaut** | 161 | 39,1 |
|  |  |  |
| **Gesamt** | 412 | 100,0 |

## Der Heimatler

Den Prototypen der Heimatperspektive verkörpern die Befragten, die mindestens 17 von 18 ausgewählten Fragen[8] zustimmend beantwortet haben. Das trifft für 37,9 Prozent in dieser Gruppe zu bezogen auf die insgesamt 412 Befragten.

**Tabelle 10: Prototyp Heimatperspektive ≥ 17 Fragen**

|  | Häufigkeit | Prozent von |
|---|---|---|
| **kein Heimatler** | 256 | 62,1 |
| **Heimatler** | 156 | 37,9 |
|  |  |  |
| **Gesamt** | 412 | 100,0 |

---

[8] Die selektierten Fragen für die Heimatperspektive sind: s2.4, s15.4, s15.5, s15.6, s15.8, s16, s25, u2.1, u6, u9.7, o2.2, o2.4, o2.7, o2.8, o2.10, k3, k7, k8.

### 4.8.2. Interpretation der drei Perspektiven mit „Answer Tree"

Mit der Answer Tree Analyse kann nun geprüft werden, ob eine Perspektive Bestand hat, wenn man innerhalb der Sortierkriterien Anspruchsgruppen, Länder und der anderen beiden Perspektiven nach den trennstärksten Kriterien sucht.

Auffallend sind folgende Beobachtungen:

- Die Perspektiven sind miteinander verwoben (wie auch durch die Analysen in Abschnitt 4.7 beschrieben). Daher entsprechen die Antworten der Fragebögen häufig mehr als einem Typ und es entstehen Mischtypen. Der kleinere Anteil der ausgewerteten Fragebögen lässt sich den jeweiligen Prototypen „in Reinform" zuordnen. (Abbildung 13, 14, 16)

- Die Anspruchsgruppe ist nur in einem Analysebaum, nämlich dem der Wettkampfperspektive, ein Trennkriterium und dann auch erst in zweiter Ebene.

- Die prototypische Analyse der Astronautenperspektive liefert eine deutlich signifikante Trennung nach Nationalitäten. (Vergleiche dazu Abbildung 9)

**Abbildung 13: Ausprägung der Prototypen (n=412)**

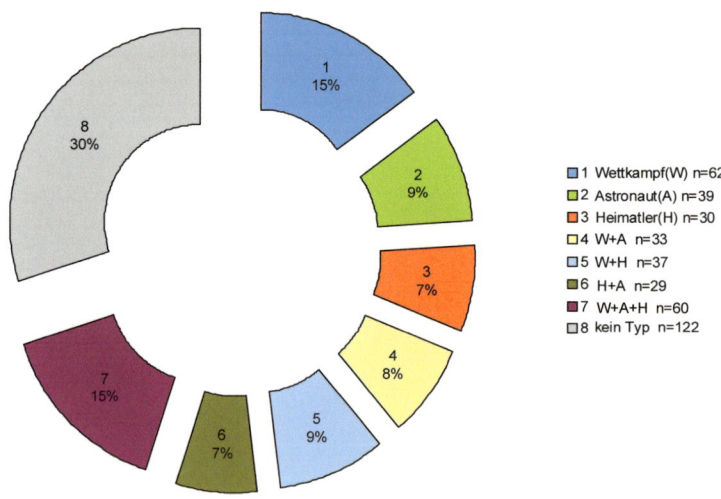

1 Wettkampf(W) n=62
2 Astronaut(A) n=39
3 Heimatler(H) n=30
4 W+A n=33
5 W+H n=37
6 H+A n=29
7 W+A+H n=60
8 kein Typ n=122

## Abbildung 14: Perzeption der Wettkämpfer *

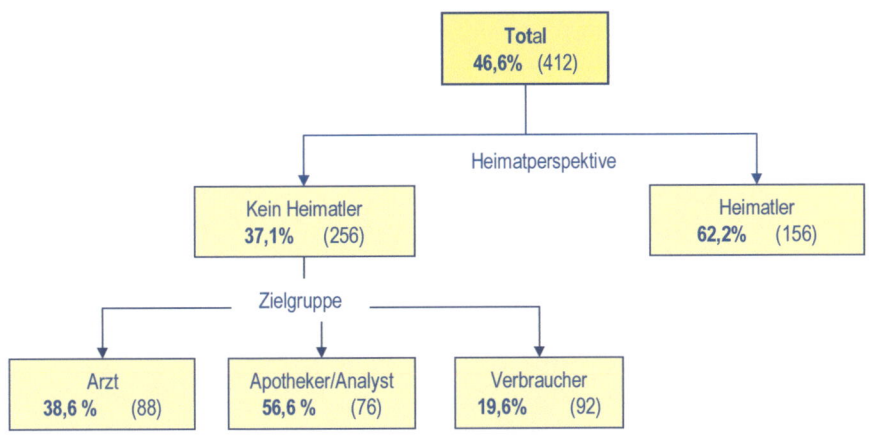

## Abbildung 15: Perzeption der Astronauten *

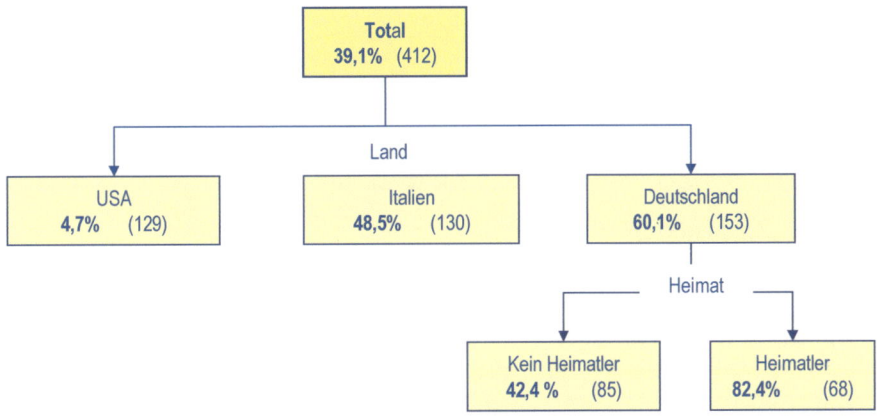

*Legende für Kästchen:
Prozentsatz =
Anteil der Befragten von absoluter Zahl, die der Wettkämpfer- bzw. Astronau-
tenperspektive zugeordnet sind
Absolute Zahl in Klammern =
Anzahl der Befragten, die darüberstehendes Kriterium in entsprechender Aus-
prägung repräsentieren

## Abbildung 16: Perzeption der Heimatler *

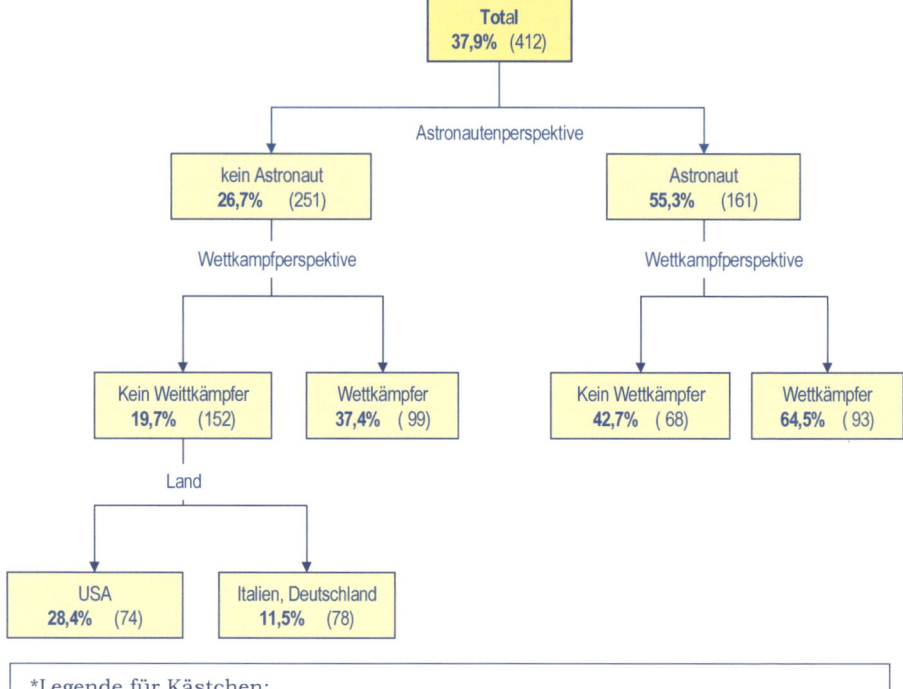

*Legende für Kästchen:
Prozentsatz =
Anteil der Befragten von absoluter Zahl, die der Heimatperspektive zugeordnet sind
Absolute Zahl in Klammern =
Anzahl der Befragten, die darüberstehendes Kriterium in entsprechender Aus-

Sachs selbst spricht von „drei Diskursen,... die Grundorientierungen im Idealtyp darstellen" (13). Die monotypische Ausprägung einer dieser drei Grundorientierungen trifft nur für relativ kleine Gruppen zu (Wettkämpfer 15%, Astronaut 9% und Heimatler 7%). Immerhin 30 Prozent der Fragebögen lassen sich gar nicht einordnen. Der restliche Anteil von insgesamt 39 Prozent verteilt sich auf „Mischtypen", die nicht bestimmten Anspruchsgruppen zugeordnet werden können (mit einer Ausnahme).

Damit bestätigen die Ergebnisse, was in Abschnitt 4.7 mittels der Gruppierung „ökonomisch Orientierter" und „sozial Engagierter" als anspruchsgruppen-unabhängige Kohärenz von ökonomischen (entspricht Wettkämpfer), ökologischen (entspricht Astronaut) und sozial-gesellschaftlichen (entspricht Heimatler) Aspekten ermittelt wurde.

Im Fokus der Betrachtung steht für diese Arbeit die Frage, wie spezifisch die thematisierten Anspruchsgruppen den Sachs-Perspektiven zugeordnet werden können. Die in Abschnitt 2.6 theoretisch durchgeführten Zuordnungen können gemäß der obigen analytischen Resultate nicht bestätigt werden. Eine Ausnahme sind Analysten und Apotheker, sofern sie der Wettkampfperspektive zuzuordnen sind und die Kriterien der Heimatperspektive nicht erfüllen (Abbildung 14): Von den insgesamt 119 befragten Apothekern und Analysten (Tabelle 7) ist dies für 43 Teilnehmer zutreffend. Das entspricht einem Anteil von 36 Prozent. Dies korrespondiert mit dem Ergebnis in Abschnitt 4.4, wonach die Analysten eine signifikant geringere Bewertung der sozialen Verantwortung von Pharmaunternehmen angeben im Vergleich zu anderen Anspruchsgruppen.

Bemerkenswert sind bezüglich der Kohärenz von Perspektiven noch zwei Ergebnisse:

- Erstes starkes Trennkriterium bei den Wettkämpfern ist die Heimatperspektive (Abbildung 14). Dieses deutet auf eine ausgeprägte und signifikante Kohärenz dieser beiden Perspektiven hin.

- Der Analysebaum der Heimatperspektive zeigt die beiden anderen Perspektiven Astronaut und Wettkämpfer als trennstärkste Kriterien und zwar in genannter Reihenfolge (Abbildung 16). Was in der Abbildung 13 ausgewiesen ist als 15 prozentiger Anteil von ausgewerteten Fragebögen, die allen drei Perspektiven zuzuordnen sind, tritt hier wieder zum Vorschein mit gleicher Fallzahl (n=60).

Ein weiteres Ergebnis ist bezüglich nationaler Ausprägung erwähnenswert:

- Bei der Astronautenperspektive ist das trennstärkste Kriterium die Nationalität (Abbildung 15). Die Befragten aus den Vereinigten Staaten von Amerika (n=129) sind zu 95 Prozent nicht in diese Perspektive einzuordnen. Die Auswertung in Abschnitt 4.4 zur Beurteilung von Pharmaunternehmen in bezug auf deren ökologischen Verhalten wies ebenfalls ein signifikant schwächeres Interesse seitens der US-amerikanischen Befragten aus.

Diese Ergebnisse können nicht den Auswertungsrahmen erschöpfen, den die Analysen bieten. Auf weitere Interpretationen soll aber an dieser Stelle nicht eingegangen werden.

# 5. Unternehmerisches Handeln in der Pharmaindustrie unter Einbeziehung der Wahrnehmung von Anspruchsgruppen

## Schlussbetrachtung

Zusammenfassend ergeben sich eine Reihe von verdichteten Resultaten, welche die in Kapitel 1.2. gestellten Zielfragen beantworten und daher Aussagen für die zukünftige Positionierung der pharmazeutischen Industrie möglich machen. Zur besseren Übersichtlichkeit habe ich die Resultate gesellschaftlichen Einflusskategorien zugeordnet. Diese ergaben sich aus der Häufigkeit und Relevanz, mit der sie in der Literatur und bei meinen Recherchen auftraten. Für meine Zusammenfassung identifizierte ich die relevanten Einflusskategorien: Werte, Handlungsrahmen, Betroffenheit und Motivation.

In der Auswertung werde ich mich schwerpunktmäßig auf die Aspekte der sozialen und gesellschaftlichen Verantwortung konzentrieren.

## Werte

• Vertrauen und Glaubwürdigkeit sind mehr denn je elementare Werte für ein Unternehmen und seine Anspruchsgruppen. Für die pharmazeutische Industrie ist es eine große Herausforderung, von den Anspruchsgruppen eine sehr hohe Verantwortung zugeteilt zu bekommen, aber nur ein um bis zu 50 Prozent reduziertes Vertrauen zu erhalten bei zusätzlicher Einschätzung, dass die Pharmabranche gut bis sehr gut verdient (siehe empirische Daten).

• Die menschliche Gesundheit bzw. Gesunderhaltung ist ein zentraler, unumstrittener Wert, der eng mit weiteren gesellschaftlichen Wertvorstellungen verknüpft ist. Gerade deshalb wird die soziale Verantwortung, deren Praktizierung von pharmazeutischen Unternehmen erwartet wird, zunehmend eingefordert werden. Denn ein global agierender Konzern trifft weltweit auf beträchtliche Unterschiede bezüglich Verteilung von und gleichberechtigtem Zugang zu Arzneimitteln, Entwicklungsstatus und bezüglich medizinischer Wissenswelten.

## Handlungsrahmen

• Es gibt eine international anerkannte allerdings sehr abstrakte Definition des Begriffes Nachhaltige Entwicklung und eine ganze Reihe von Subinterpretationen. Letztere sind stark geprägt von den jeweiligen Systemen (Betriebswirtschaft, Finanzwirtschaft) beziehungsweise gesellschaftlichen Gruppierungen (Anspruchsgruppen), von denen sie entwickelt wurden.

• Anhand der Internetauftritte beispielhafter pharmazeutischer Unternehmen lassen sich nur sehr begrenzt strategische Ansätze für unternehmerisches Handeln gemäß nachhaltiger Kriterien ableiten. Am häufigsten wurden Beiträge zu Sponsoring, Förderung und Kooperationen genannt. Zu kritischen Themen, wie es den Erwartungen ausgewählter Anspruchsgruppen entspricht, gibt es auf den untersuchten Internetseiten vergleichsweise zurückhaltende Angebote. Der Nachhaltigkeitsgedanke wird immer noch tendenziell der Ökologie zugeordnet.

• Neben einer „Ecological Correctness" in den hochindustrialisierten Ländern, das heißt einer allgemeinen, wenn auch nicht priorisierten Akzeptanz von Ökologie als eine bekannte Größe, die alle Menschen betrifft, bilden sich auch immer deutlicher Elemente einer „Social Correctness" heraus. Hierzu gehören schon heute ohne Frage Kriterien wie Zugang zu Arzneimitteln, Menschenrechte und Korruption. Weitere pharmaspezifische Kriterien werden von den betreffenden Unternehmen im Durchschnitt eher reaktiv und defensiv angesprochen.

• Auf der Metaebene der weltanschaulichen Einstellungen über die Gestaltung der Gegenwart und Zukunft können signifikante, landeskulturell bedingte Unterschiede aufgezeigt werden.


## Betroffenheit

• Wichtige Komponenten bei der Wahrnehmung von Nachhaltigkeit sind drei unspezifische und ein pharmaspezifisches Kriterium, die den Grad der Betroffenheit und damit die Relevanz des Themas bestimmen: Das persönliche Bedürfnis nach Sicherheit, die persönliche Lebenslage, der persönliche Gesundheitszustand und der Wunsch nach „guter Nachbarschaft".

**Motivation**

• Gewohnheiten ändern sich nur, wenn sie vorteilhaft für den Betroffenen sind: Für die unternehmerische Seite bedeutet das, erst eine neue Entwicklung oder eine strategische Korrektur vorzunehmen, wenn Marktanteile vergrößert werden können oder ein anderer Wettbewerbsvorteil erzielt werden kann. Nachhaltige Entwicklung wird von den meisten Pharmaunternehmen noch nicht als Wettbewerbsfaktor für den Markt anerkannt.

Für Individuen muss Bereitschaft zur Veränderung ebenfalls gekoppelt sein mit einem Zusatznutzen. Dies gilt zumindest für die Berücksichtigung ökologischer Kriterien in der Lebensführung und dem persönlichen Verhalten. In der soziologischen Fachliteratur wird festgestellt, dass es bisher keine Anhaltspunkte dafür gibt, dass Ökologie ein primäres Ziel für Individuen darstellt.

Die in dieser Arbeit vorgestellten empirischen Ergebnisse bieten bezüglich der Einflusskategorien Werte, Handlungsrahmen und Betroffenheit folgende weiterführende Resultate an:

• Der Markt nimmt Ökonomie, soziale Verantwortung und Ökologie stets als kohärent wahr und zwar fast unabhängig von der Anspruchsgruppenzugehörigkeit. Dies zeigen insbesondere die „Answer Tree Analysen". Ökonomisch Orientierte nutzen Kriterien der sozialen Verantwortung für ihre Bewertung. Sozial Engagierte orientieren sich an Fragen zur Ökologie.

• Weiche Faktoren profilieren die Maxime der „reinen" Ökonomie. Dies bedeutet, dass Aussagen zu sozial-gesellschaftlichem und ökologischem Engagement den „Wert des Gewinns" ins richtige Licht rücken helfen.

• Das Management von Zwischenfällen mit Arzneimitteln spielt eine priorisierte Rolle bei der Wahrnehmung sozialer Verantwortung. Damit kommt auch dem Krisenmanagement eines pharmazeutischen Unternehmens eine herausragende Bedeutung zu.

# Literatur- und Quellenverzeichnis

(1) König, M. & Schmidt, M. (Hrsg.): Unternehmensethik. Erfahrungen und Konzepte, Gabler Verlag, Wiesbaden 2002, S. 71-73.

(2) Diefenbacher, H. et al.: Nachhaltige Wirtschaftsentwicklung im regionalen Bereich, Heidelberg 1997, S.40.

(3) Ludwig, S.: Zur Bedeutung des Konzeptes der „Nachhaltigen Entwicklung" für die Unternehmenspolitik der Schering AG, Diplomarbeit, Berufsakademie Berlin 2002.

(4) Rogall H. (Hrsg.): Bausteine einer zukunftsfähigen Umwelt- und Wirtschaftspolitik, Duncker & Humblot, Berlin 2000, S.35-36.

(5) Umweltbundesamt (Hrsg.): Nachhaltige Entwicklung in Deutschland: Die Zukunft dauerhaft und umweltgerecht gestalten, Erich Schmidt, Berlin 2002, S III-IV.

(6) Rogall H. (Hrsg.): Bausteine einer zukunftsfähigen Umwelt- und Wirtschaftspolitik, Duncker & Humblot, Berlin 2000, S.97-98.

(7) Brand, K.-W. : Probleme und Potentiale einer Neubestimmung des Projekts der Moderne unter dem Leitbild „Nachhaltige Entwicklung". In: Beck, U., Brand, K.-W. & Hildebrandt, E. (Hrsg.): Nachhaltige Entwicklung: Eine Herausforderung an die Soziologie, Band I, Leske + Budrich, Opladen 1997, S. 11.

(8) Sachs, W. Sustainable Development. Zur politischen Anatomie eines internationalen Leitbildes. In: Beck, U., Brand, K.-W. & Hildebrandt, E. (Hrsg.): Nachhaltige Entwicklung: Eine Herausforderung an die Soziologie, Band I, Leske + Budrich, Opladen 1997, S. 99.

(9) Warsewa, G.: Moderne Lebensweise und ökologische Korrektheit. Zum Zusammenhang von sozialem und ökologischem Wandel. In: Beck, U., Brand, K.-W. & Hildebrandt, E. (Hrsg.): Nachhaltige Entwicklung: Eine Herausforderung an die Soziologie, Band I, Leske + Budrich, Opladen 1997, S. 195-206.

(10) Bruckheimer, K.: NGO-Netzwerke als globale Umweltakteure. In: Beck, U., Brand, K.-W. & Hildebrandt, E. (Hrsg.): Nachhaltige Entwicklung: Eine Herausforderung an die Soziologie, Band I, Leske + Budrich, Opladen 1997, S. 132-133.

(11) Wehling, P.: Sustainable development – eine Provokation für die Soziologie? In: Beck, U., Brand, K.-W. & Hildebrandt, E. (Hrsg.): Nachhaltige Entwicklung: Eine Herausforderung an die Soziologie, Band I, Leske + Budrich, Opladen 1997, S. 36-50.

(12) Flotow, P. von, Häßler, Rolf-D. & Schmidt, J.: Umwelt- und Nachhaltigkeitstransparenz für Finanzmärkte - Stand und Perspektiven. Arbeitspapier des Instituts für Ökologie und Unternehmensführung an der European Business School e.V., Band 37; August 2002, S. 25-26.

(13) Sachs, W. Sustainable Development. Zur politischen Anatomie eines internationalen Leitbildes. In: Beck, U., Brand, K.-W. & Hildebrandt, E. (Hrsg.): Nachhaltige Entwicklung: Eine Herausforderung an die Soziologie, Band I, Leske + Budrich, Opladen 1997, S. 100-110.

(14) Hauff, V. (Hrsg.): „Unsere gemeinsame Zukunft: Der Brundtland Bericht", Greven, Eggenkamp 1987.

(15) Durning, A.: How much is enough ? London: Earthscan Economics. The Science and Management of Sustainability. Columbia University Press, New York 1992, pp. 168-175.

(16) Cobb, C. & Cobb, J.B. (Eds.): The Green National Product: A Proposed Index of Sustainable Economic Welfare. University Press of America, New York 1994.


(17) Reusswig, F.: Nicht-nachhaltige Entwicklungen – Zur interdisziplinären Beschreibung und Analyse von Syndromen des Globalen Wandels. In: Beck, U., Brand, K.-W. & Hildebrandt, E. (Hrsg.): Nachhaltige Entwicklung: Eine Herausforderung an die Soziologie, Band I, Leske + Budrich, Opladen 1997, S. 71-90.


(18) König, M. & Schmidt, M. (Hrsg.): Unternehmensethik konkret – Gesellschaftliche Verantwortung ernst gemeint. Gabler, Wiesbaden 2002, S. 27.


(19) König, M. & Schmidt, M. (Hrsg.): Unternehmensethik konkret – Gesellschaftliche Verantwortung ernst gemeint. Gabler, Wiesbaden 2002, S. 21.


(20) Rieger, W.: Einführung in die Privatwirtschaftslehre, Verlag der Hochschulbuchhandlung Korsche & Co, Nürnberg 1928, S. 44.


(21) Flotow, P. von, Häßler, Rolf-D. & Schmidt, J.: Umwelt- und Nachhaltigkeitstransparenz für Finanzmärkte - Stand und Perspektiven. Arbeitspapier des Instituts für Ökologie und Unternehmensführung an der European Business School e.V., Band 37; August 2002, S. 29.


(22) Schefter, B.: Konzepte einer gesellschaftsbezogenen Rechnungslegung. Dissertation, Wirtschaftswissenschaften, Technische Universität Berlin 1984, S. 131-138.

(23) White, A., Nachhaltigkeit – Ja, aber kann man das kommunizieren? In: imug Einsichten, imug Institut für Markt - Umwelt – Gesellschaft e.V. 2002, S. 8-9.


(24) Flotow, P. von, Häßler, Rolf-D. & Schmidt, J.: Umwelt- und Nachhaltigkeitstransparenz für Finanzmärkte - Stand und Perspektiven. Arbeitspapier des Instituts für Ökologie und Unternehmensführung an der European Business School e.V., Band 37; August 2002, S. 72.


(25) Hansen, S.: Umweltorientierte Unternehmensstrategien – Ansätze in Grossbanken, Zürich 1992, S. 341.


(26) Möhrle, P., Erfolgreiche Vermarktung von Öko-Fonds jenseits der Nische, Institut für Wirtschaft und Ökologie (IWÖ) - Diskussionsbeitrag Nr. 98, Universität St. Gallen, S. 23.


(27) Schnorbach, N.: Grüne Dagoberts – verändern sie den Finanzmarkt? In: imug Einsichten, imug Institut für Markt - Umwelt – Gesellschaft e.V., Hannover 2002, S. 12-13.


(28) Rappaport, A.: Shareholder Value: Wertsteigerung als Maßstab für die Unternehmensführung, Schäffer-Poeschel, Stuttgart 1995.


(29) Flotow, P. von, Häßler, Rolf-D. & Schmidt, J.: Umwelt- und Nachhaltigkeitstransparenz für Finanzmärkte - Stand und Perspektiven. Arbeitspapier des Instituts für Ökologie und Unternehmensführung an der European Business School e.V., Band 37; August 2002, S. 32-34.


(30) PriceWaterhouseCoopers: Value Reporting™ Forecast 2002 – Bringing information out into the open, London 2002.

(31) Schaltegger, S. & Figge, F.: Umweltmanagement und Shareholder Value in den Kriterien des Unternehmenserfolgs. In: Koslowski, P. (Hrsg.): Shareholder Value und die Kriterien des Unternehmenserfolgs, Physica, Heidelberg 1998, S. 201-227.

(32) Flotow, P. von, Häßler, Rolf-D. & Schmidt, J.: Umwelt- und Nachhaltigkeitstransparenz für Finanzmärkte - Stand und Perspektiven. Arbeitspapier des Instituts für Ökologie und Unternehmensführung an der European Business School e.V., Band 37; August 2002, S. 83-87.

(33) Möhrle, P.: Erfolgreiche Vermarktung von Öko-Fonds jenseits der Nische, Institut für Wirtschaft und Ökologie (IWÖ) - Diskussionsbeitrag Nr. 98, Universität St. Gallen, S. 24-25.

(34) Scholand, M., „Sustainable Finance als Herausforderung im Umbruch", Vortrag an der Wiener Börse, Redemanuskript, 4. Juli 2002.

(34a) Scholand, M., „Sustainable Finance als Herausforderung im Umbruch", Vortrag an der Wiener Börse, 4. Juli 2002, S. 9.

(35) Bogun, R.: Lebensstilforschung und Umweltverhalten. Anmerkungen und Fragen zu einem komplexen Verhältnis. In: Beck, U., Brand, K.-W. & Hildebrandt, E. (Hrsg.): Nachhaltige Entwicklung: Eine Herausforderung an die Soziologie, Band I, Leske + Budrich, Opladen 1997, S. 225-226.

(36) Kopp, R., Corporate Social Responsibility – Wohltätigkeitsveranstaltung oder Wertschöpfungstreiber ?, imug Einsichten, imug Institut für Markt - Umwelt – Gesellschaft e.V., 2002, S. 6-7.

(37) Flotow, P. von, Häßler, Rolf-D. & Schmidt, J.: Umwelt- und Nachhaltigkeitstransparenz für Finanzmärkte - Stand und Per-

spektiven. Arbeitspapier des Instituts für Ökologie und Unternehmensführung an der European Business School e.V., Band 37; August 2002, S. 112-130.


(38) Collins, J. & Porras, J.: Built to last: Successful habits of visionary companies, Harper Business, New York 1994.


(39) Hübner, K. & Nill, J.: Nachhaltigkeit als Innovationsmotor: Herausforderungen für das deutsche Innovationssystem, Ed Sigma, Berlin 2001, S. 25.


(40) Warsewa, G.: Moderne Lebensweise und ökologische Korrektheit. Zum Zusammenhang von sozialem und ökologischem Wandel. In: Beck, U., Brand, K.-W. & Hildebrandt, E. (Hrsg.): Nachhaltige Entwicklung: Eine Herausforderung an die Soziologie, Band I, Leske + Budrich, Opladen 1997, S. 201.


(41) Bombassaro, L.C.: Was ist Unternehmensethik ? Eine philosophische Annäherung. In: König, M & Schmidt, M. (Hrsg.): Unternehmensethik konkret, Gabler, Wiesbaden 2002, S. 23-24.


(42) Hansen, U.: Verbraucherinformation – ein vernachlässigtes Forschungsfeld. In: imug Einsichten, imug Institut für Markt – Umwelt – Gesellschaft e.V., 2002, S. 18-19.


(43) Troge, A. (Hrsg.): Umweltbewusstsein in Deutschland 2002, Bundesministerium für Umwelt, Naturschutz und Reaktorsicherheit, Berlin 2002, S. 18-20.


(44) Market & Opinion Research International: The First Ever European Survey of Consumers Attitudes Towards Corporate Social Responsibility. In: Merck, J.: Sozialstandards in der Zulieferindustrie. In: imug Einsichten, imug Institut für Markt - Umwelt – Gesellschaft e.V. 2002, S. 10-11.

(45) Möhrle, P.: Erfolgreiche Vermarktung von Öko-Fonds jenseits der Nische, Institut für Wirtschaft und Ökologie (IWÖ) - Diskussionsbeitrag Nr. 98, Universität St. Gallen, S. 12.

(46) Schnorbach, N.: Grüne Dagoberts – verändern sie den Finanzmarkt ? In: imug Einsichten, imug Institut für Markt - Umwelt – Gesellschaft e.V. 2002, S. 12-13.

(47) Scholand, M.: Sustainable Finance als Herausforderung im Umbruch: Vortrag an der Wiener Börse, 4. Juli 2002.

(48) Möhrle, P.: Erfolgreiche Vermarktung von Öko-Fonds jenseits der Nische, Institut für Wirtschaft und Ökologie (IWÖ) - Diskussionsbeitrag Nr. 98, Universität St. Gallen, S. 59-60.

(49) Bundesumweltministerium und Umweltbundesamt: Mehr Wert: ökologische Geldanlagen, Köllen Druck + Verlag, 2000.

(50) Ziegler, A., Rennings, K. & Schröder, M.: Der Einfluss ökologischer und sozialer Nachhaltigkeit auf den Shareholder Value europäischer Aktiengesellschaften, Discussion Paper No.02-32, Zentrum für Europäische Wirtschaftsforschung (ZEW), S. 33.

(51) Ghandi, I., Man and Environment, Rede auf der United Nations Conference on the Human Environment, Stockholm, 1972.

(52) Krick, T: Nachhaltigkeitsberichterstattung der DAX100 Unternehmen", Präsentation des imug Institut für Markt - Umwelt – Gesellschaft e.V., Hannover 2002.

(53) Warsewa, G.: Moderne Lebensweise und ökologische Korrektheit. Zum Zusammenhang von sozialem und ökologischem

Wandel. In: Beck, U., Brand, K.-W. & Hildebrandt, E. (Hrsg.): Nachhaltige Entwicklung: Eine Herausforderung an die Soziologie, Band I, Leske + Budrich, Opladen 1997, S. 200.

(54) Lange, H..: Zur Herausforderung, verschiedene Typen unter einen Hut zu bringen. In: de Haan, G., Lantermann, E.-D., Linneweber, V., Reusswig, F. (Hrsg.): Typenbildung in der sozialwissenschaftlichen Umweltforschung, Lehrtexte Soziologie, Leske + Budrich, Opladen 2001, S. 41.

(55) Schefter, B.: Konzepte einer gesellschaftsbezogenen Rechnungslegung. Dissertation, Wirtschaftswissenschaften, Technische Universität Berlin 1984, S. 33-35.

**Internet-Adressen**

(I.1) Environics International Ltd. Und The Prince of Wales Business Leader Forum (Hrsg.): The Millenium Poll on Corporate Social Responsibility, 1999,

http://www.weforum.org/site/homepublic.nsf/content/Global+ Corporate

(I.2)

http://www.pharmacia.com

http://www.pfizer.com

http://www.bayer.de

http://www.novonordisk.com

http://www.novartis.com

http://www.bristol-myers.com

(I.3)

http://www.globalreporting.org

**Tabellen**

Tabelle 2:   Die wichtigsten Probleme in Deutschland. In: Kuckartz, U. im Auftrag des Umweltbundesamtes, Umweltbewusstsein in Deutschland 2002, S. 18.

Tabelle 3:   Bedeutsamkeit politischer Aufgabenbereiche. In: Kuckartz, U. im Auftrag des Umweltbundesamtes, Umweltbewusstsein in Deutschland 2002, S. 20.

## Anhang 1

## Prototypen, generiert aus dem Fragebogen in Anlehnung an Sachs

### Wettkämpfer

Pharmaunternehmen arbeiten für den medizinischen Fortschritt/Lebensqualität; der Markt verlangt Neuentwicklungen, die großen Forschungsaufwand erfordern; jede Neuentwicklung ist ein hohes wirtschaftliches Risiko; nur forschende Pharmaunternehmen bringen Fortschritt; Gen- und Biotechnik bieten Möglichkeiten zur Behandlung schwerer Krankheiten; Bewertung eines Pharmaunternehmens nach seiner wirtschaftlichen Lage, der Größe des Unternehmens und seiner Preispolitik; Zielkonflikt, weil der Gesundheit der Menschen und den Aktionären verpflichtet; Gewinne von heute garantieren den Fortschritt von morgen; Aufwendige Neuentwicklungen bestimmen die Preise von Pharmaprodukten; Gewinnmaximierung hat für Pharmaunternehmen oberste Priorität; soziales Engagement gefährdet den Umsatz und erhöht die Kosten, sichert langfristig bessere Marktchancen; ökologisches Engagement gefährdet Gewinn und Marktanteile, sichert langfristig bessere Marktchancen.

### Astronaut

Soziale Verantwortung der Pharmaunternehmen in bezug auf Dritte Welt und Entwicklung sicherer Medikamente; Medikamente haben neben Nutzen auch Risiken; sozialverträgliche Preispolitik z.b. für Entwicklungsländer; Sponsoring von Entwicklungshilfeprojekten; Menschenrechte; Ethik (Vorsorge gegen Korruption, Bestechung); ökologisches Engagement wird honoriert; Öko-Engagement durch Filterung aller Abgase, Reinhaltung des Bodens, Klärung aller Abwässer; Minimierung des Ressourcenverbrauchs, Entsorgung nicht gebrauchter Medikamente, Teilnahme an unabhängigem „Öko-TÜV"; Engagement in Umweltfragen; Erforschung auch seltener Krankheiten; der Markt honoriert ökologisches Engagement.

**Heimatler**

Soziale Verantwortung der staatlichen Stellen des Gesundheitssystems; Chancengleichheit; Umgang mit Minderheiten, Familienfreundlichkeit; Arbeitsschutz; Pharmaunternehmen bilden
Wissensmonopole, die sie allein zu ihren Gunsten nutzen; Provozieren von Neuentwicklungen, die aber keinen wirklichen Fortschritt darstellen; Unterschiede in der ökologischen Verantwortung von Pharmaunternehmen; Bevorzugung eines gleichwertigen Medikamentes, dessen Hersteller ökologisch besonders engagiert ist; prompter Rückzug problematischer Medikamente;
Herkunftsland des Unternehmens, Zwischenfälle mit Medikamenten; soziales Engagement; soziale Situation der Belegschaft;
Öffentlichkeitsarbeit des Unternehmens; der Markt honoriert soziales Engagement; Bevorzugung von Produkten, deren Hersteller
ökologisch und/oder sozial engagiert ist;

**Anhang 2**
**Fragebogen**

## Soziale Verantwortung

Wie alle gesellschaftlichen Akteure trägt auch die Pharmaindustrie als Teil der Gesellschaft objektiv eine soziale Verantwortung (SV). Soziale Verantwortung kann verschiedenes bedeuten und sie kann von den Pharmaunternehmen sehr unterschiedlich wahrgenommen genommen werden. Meine ersten Fragen beziehen sich auf diesen Komplex.

**S1** Wie hoch schätzen Sie die SV der Pharmaunternehmen heute ein?

**S2** Und wie hoch schätzen Sie die SV der Pharmaunternehmen in Bezug auf

*Verbraucher*
*Handel*
*Ärzte*
*staatliche Stellen des Gesundheitssystems*
*Mitarbeiter der Pharmaunternehmen*
*Dritte Welt*
*Entwicklung sicherer Medikamente*
*Forschungen auch für seltene Krankheiten*
*Information für Ärzte*
*Information für Patienten*

**S3** Und wie groß schätzen Sie die Unterschiede in der SV bei Pharmaunternehmen ein?
*Können Sie ein Pharmaunternehmen nennen, das nach Ihrer Meinung seine SV besonders ernst nimmt?*
*Können Sie ein Pharmaunternehmen nennen, das nach Ihrer Meinung seine SV sehr vernachlässigt?*

**S4** Sind Pharmaunternehmen stärker als andere Unternehmen zur SV verpflichtet?

**S5** Würden Sie sich bei gleichwertigen Medikamenten für jene entscheiden, deren Hersteller sich sozial besonders engagieren?

**S6** Wenn Sie ein Pharmaunternehmen bewerten sollten, wie stark würden Sie dabei dessen SV berücksichtigen?

**S7** Was meinen Sie: wie stark wird die SV eines Pharmaunternehmens von der Öffentlichkeit wahrgenommen?

**S8** Wird besondere SV der Pharmaindustrie von der Öffentlich keit positiv bewertet?

**S9** Ist diese SV immer vorhanden oder nur nach einem "Zwi schenfall"?

**S10** Denken Sie bei einem Medikament neben seinem Nutzen auch an ein Risiko?

**S11** Wer ist für Ihre Sicherheit bei Einnahme von Medikamenten verantwortlich?
wenn "andere", welche ?

**S12** Wie stark sehen Sie die Verantwortung für die Sicherheit von Medikamenten bei
*dem Hersteller*
*dem verschreibenden Arzt*
*dem Apotheker*
*den staatlichen Zulassungsbehörden*
*Wissenschaft und Forschung*
*Arzneimittelkritikern*
*Verbraucherschutz*
*den Medien*
*bei sich selbst*

**S13** Wem vertrauen Sie, wenn es um die Sicherheit von Medika menten geht?
*dem Hersteller*
*dem verschreibenden Arzt*
*dem Apotheker*
*den staatlichen Zulassungsbehörden*
*Wissenschaft und Forschung*
*Arzneimittelkritikern*
*Verbraucherschutz*
*den Medien*
*sich selbst*

**S14** Können Verbraucher heute bei der Entwicklung von Medikamenten mitwirken/mitreden?

**S15** Soziales Engagement von Pharmaunternehmen kann vieles bedeuten. Wie wichtig sind Ihnen dabei die folgenden Punkte?
*Sozialverträgliche Preispolitik z.B. für Drittländer*
*Sponsoring von Entwicklungshilfeprojekten*
*Menschenrechte*
*Chancengleichheit*
*Umgang mit Minderheiten*
*Familienfreundlichkeit*
*Ethik (Vorsorge gegen Korruption, Bestechung)*
*Arbeitsschutz*

**Kritiker meinen . . . stimmen Sie zu?**

**S16** *Pharmaunternehmen bilden Wissensmonopole, die sie allein zu ihren Gunsten nutzen.*

**S17** *Auch Ärzte werden von den Pharmaunternehmen weder objektiv noch ausreichend informiert.*

**S18** *Wissen und Information der Ärzte reichen nicht aus, die Flut der Medikamente zu überblicken.*

**S19** *Die Information der Ärzte über Pharmaprodukte sollte durch unabhängige Experten erfolgen.*

**S20** *Der Pharmamarkt braucht ein verlässliches Qualitätssiegel für seine Produkte.*

**S21** *Pharmaunternehmen sollten mehr Hotlines für Ärzte und Patienten einrichten.*

**S22** *Patienten und Ärzte können Nutzen und Risiken einer Therapie nicht sicher abwägen.*

**S23** *Durch Publikationen in Fachzeitschriften manipulieren Pharmaunternehmen Krankheitsbilder.*

**S24** *Apotheken sollten bei gleichwertigen Medikamenten nur das jeweils billigste ausgeben.*

**S25** *Pharmaunternehmen provozieren Neuentwicklungen die aber keinen wirklichen Fortschritt darstellen.*

**Pharmaunternehmen meinen. . . stimmen Sie zu?**

**S26** *Wir arbeiten für den medizinischen Fortschritt und die Verbesserung der Lebensqualität.*

**S27** *Der Markt verlangt nach Neuentwicklungen, die einen großen Forschungsaufwand erfordern.*

**S28** *Mit jeder Neuentwicklung gehen die Pharmaunternehmen ein hohes wirtschaftliches Risiko ein.*

**S29** *Nur forschende Pharmaunternehmen bringen Fortschritt für den Patienten.*

**S30** *Gen- und Biotechnik bieten Möglichkeiten zur Behandlung schwerer Krankheiten.*

## Ökologie der Pharmaindustrie

Wir haben gelernt, die industrielle Produktion, unseren Konsum, unser Freizeitverhalten, usw. unter dem Gesichtspunkt der Ökologie zu sehen. Ich würde nun gern auf Ihre persönliche Einschätzung des ökologischen Verhaltens der Pharmaindustrie zu sprechen kommen?

**U1** Beurteilen Sie Pharmaunternehmen auch in Bezug auf deren ökologisches Verhalten?

**U2** Wie stark schätzen Sie die Unterschiede in der ökol. Verantwortung von Pharmaunternehmen?
*Können Sie ein Pharmaunternehmen nennen, das seine ökol. Verantwortung besonders ernst nimmt?*
*Und eines, das sie sehr vernachlässigt?*

**U3** Welche Note geben Sie der Pharmaindustrie insgesamt für ihre ökol. Bemühungen?

**U4** Belastet die Pharmaindustrie die Umwelt mehr oder weniger als andere Industrien?

**U5** Achten Sie bei einem Medikament auch darauf, von welchem Hersteller es stammt?
*welche Pharmahersteller fallen Ihnen spontan ein?*

**U6** Würden Sie bei gleichwertigen Medikamenten das bevorzugen, dessen Hersteller bekanntermaßen ökologisch besonders engagiert ist?

**U7** Meinen Sie, dass der Markt ökologisches Engagement von Pharmaunternehmen honoriert?

**U8** Die Öffentlichkeit nimmt ökologisches Engagement von Pharmaunternehmen wohl verschieden stark wahr. Wie stark, meinen Sie, tun das
*Ärzte*
*Apotheker*
*Patienten / Verbraucher*
*Aktionäre*
*Analysten / Börsenmakler*
*Politische Parteien*
*Öffentlichkeit insgesamt*

**U9** Öko-Engagement eines Pharmaunternehmens kann vieles bedeuten. Wie wichtig sindIhnen dabei die folgenden Punkte?
*Filterung aller Abgase*
*Reinhaltung des Bodens*
*Klärung aller Abwasser*
*Minimierung des Verbrauchs von Ressourcen*
*Entsorgung nicht gebrauchter Medikamente*
*Totaler Verzicht auf Tierversuche*
*Prompter Rückzug problematischer Medikamente*
*Teilnahme an unabhängigem "ÖKO-TÜV"*
*Zertifizierung nach internationalen Normen*

**U11** Und welche Punkte halten Sie noch für wichtig?

**U 12** Abbau und Ausscheidung eingenommener Medikamente können zu Problemen führen. Wen würden Sie hierzu befragen?
*Beipackzettel*
*verschreibenden Arzt*
*medizinisches Personal*
*Apotheker*
*Hotline des Herstellers*
*und wen außerdem?*

**U 13** Abgesehen vom Patienten selbst, wer sollte um die sachgerechte Einnahme der Medikamente bemüht sein?
*verschreibender Arzt*
*medizinisches Personal*
*Apotheker*
*Hotline des Herstellers*
*und wer außerdem?*

## Ökonomie der Pharmaindustrie

Das höchste Gut des Menschen, seine Gesundheit, stellt "den Markt" der Pharmaindustrie dar. Das unterscheidet sie von anderen Industriezweigen. Dennoch unterliegt sie ökonomischen Gesetzen wie diese.

**O1** Wie schätzen Sie die derzeitige wirtschaftliche Lage der Pharmaindustrie insgesamt ein?

**O2** Wenn Sie ein Pharmaunternehmen bewerten sollten, wie stark würden Sie die folgenden Gesichtspunkte berücksichtigen?
*seine wirtschaftliche Lage*
*Herkunftsland*
*Größe des Unternehmens*
*Zwischenfälle mit Medikamenten*
*Engagement in Umweltfragen*
*Forschung auch bezüglich seltener Krankheiten*
*Soziales Engagement*
*Soziale Situation der Belegschaft*
*Preispolitik*
*Öffentlichkeitsarbeit des Unternehmens*

**O3** Als Aktiengesellschaft sind Pharmaunternehmen der Gesundheit des Menschen und den Aktionären verpflichtet: Ist das für Sie ein Zielkonflikt?
wenn "ja,..." warum?

**O4** Pharmaunternehmen sponsern medizinische Fachtagungen. Finden Sie das problematisch?

**O5** "Die Gewinne von heute garantieren den Fortschritt von mor gen", stimmen dem Sie zu?

**O6** "Aufwendige Neuentwicklungen bestimmen die Preise von Pharmaprodukten" stimmenSie zu?

**O7** Bei einem Pharma-Zwischenfall diskutieren die Medien mehr die ökonomischen Folgen für den Hersteller als die Probleme der Patienten. Ja?

**O8** Gewinnmaximierung hat auch für Pharmaunternehmen oberste Priorität.

Zum Schluss würde ich gern von Ihnen erfahren, wie Sie mögliche Konflikte zwischen Ökonomie, Ökologie und sozialer Verantwortung für ein Unternehmen sehen.
Wie stehen Sie zu den folgenden tendenziellen Aussagen für ein Pharmaunternehmen?

**K1** Soziales Engagement gefährdet den Umsatz und erhöht die Kosten

**K2** Ökologisches Engagement gefährdet Gewinn und Marktan teile

**K3** Der Markt honoriert soziales Engagement von Pharmaunter nehmen.

**K4** Der Markt honoriert ökologisches Engagement von Pharma unternehmen.

**K5** Soziales Engagement ... sichert langfristig bessere Markt chancen.

**K6** Ökologisches Engagement ... sichert langfristig bessere Marktchancen.

**K7** Ich würde immer Produkte bevorzugen, deren Hersteller sozial engagiert sind.

**K8** Ich würde immer Produkte bevorzugen, deren Hersteller ökologisch engagiert sind.

Haben Sie vielen Dank für Ihre Geduld, Sie haben uns mit Ihren Auskünften sehr geholfen.

Darf ich zum Schluss bitte noch einige Daten zu Ihrer Person erfragen?
Geschlecht
Ihr Alter
In welchem Land wurden Sie geboren?
Ihre Nationalität heute?
In welchem Bundesland leben Sie heute?
Ihr derzeitiger Beruf?
Sind Sie z.Z. berufstätig?
in welcher Branche?
Ihre Schulbildung?
Wo leben Sie heute?
*Land*
*Kleinstadt*
*Großstadt*